保 育 师

主 编 余颂群

副主编 杨仲毓秀　姚朝晖

北京理工大学出版社
BEIJING INSTITUTE OF TECHNOLOGY PRESS

图书在版编目（CIP）数据

保育师／余颂群主编. -- 北京：北京理工大学出版社，2023.4

ISBN 978-7-5763-1777-0

Ⅰ.①保… Ⅱ.①余… Ⅲ.①婴幼儿-哺育-职业培训-教材 Ⅳ.①R174

中国版本图书馆 CIP 数据核字（2022）第 196462 号

出版发行／北京理工大学出版社有限责任公司

社　　址／北京市海淀区中关村南大街 5 号

邮　　编／100081

电　　话／（010）68914775（总编室）

　　　　　（010）82562903（教材售后服务热线）

　　　　　（010）68944723（其他图书服务热线）

网　　址／http：//www.bitpress.com.cn

经　　销／全国各地新华书店

印　　刷／涿州汇美亿浓印刷有限公司

开　　本／787 毫米×1092 毫米　1/16

印　　张／14　　　　　　　　　　　　　　　　　责任编辑／李慧智

字　　数／304 千字　　　　　　　　　　　　　　文案编辑／李慧智

版　　次／2023 年 4 月第 1 版　2023 年 4 月第 1 次印刷　责任校对／周瑞红

定　　价／98.00 元　　　　　　　　　　　　　　责任印制／施胜娟

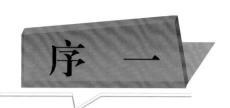

序 一

　　0~3岁是孩子成长发育最快速的黄金时期，有"黄金1 000天"之称。这期间的成长环境、生活照料、安全健康、早期学习将为孩子的身心健康、性格品质、行为习惯、智力发展等奠定一定的基础，而照护者的育儿观念和行为将对孩子的成长产生直接影响。

　　随着我国经济社会的快速发展，一方面，学前教育整体水平得到显著提高，其中管理和教育机制也越来越完善，对建立专业化保育师队伍的需求越来越强烈；另一方面，现有保育师整体素质水平参差不齐，培训市场更是鱼龙混杂。保育师培训由于缺乏统一管理标准和培训教材，呈现出理论基础薄弱、培训内容脱离岗位实际需求等问题。令人欣喜的是，国家在2021年修订了《保育师国家职业技能标准》（以下简称《标准》），其中强调保育工作要遵循婴幼儿成长特点和规律，促进婴幼儿身体和心理健康全面发展。

　　本书围绕基础知识和职业技能两大模块，将专业知识与托育机构实际运营经验结合了起来。其中，基础知识模块涉及婴幼儿生长发育、心理发展特点、营养与喂养、常见病及保健等专业知识；职业技能根据托育机构用人的实际需求，围绕环境创设、生活与卫生管理、安全健康管理、早期学习支持、家园合作共育等不同板块，给出了操作方法和实用技能。本书通过插图、表格、案例等多项内容增加了可读性、实用性和可操作性，便于读者全方位了解和掌握保育师的基础知识和实操技能。所以，本书是一本专门为从事0~3岁婴幼儿生活照料、安全看护、营养喂养和早期发展的人员提供的专业培训教材。

　　相信本书可以帮助那些立志从事婴幼儿照护服务和科学的早期教育的保育师逐步走上职业发展的轨道。可以预见，本书将推动托育服务人才队伍的建设和国家保育师职业化的稳步前行，最终促进我国婴幼儿教育事业的高质量发展。

　　婴幼儿教育无小事。相信在不久的将来，越来越多的优秀人才会加入保育师的队伍中，肩负促进婴幼儿健康成长、广大家庭和谐幸福、经济社会持续发展的神圣使命！

刘宝民

教育部职业技术教育中心研究所副所长

2022 年 6 月 23 日

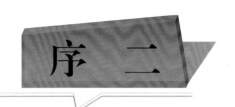

　　从教 33 年，我接触过数万个孩子、数千个家庭，服务过成千上万的老师、校长和局长。这 33 年，我自己，也从小学教研员、小学校长、教育局副局长、教育局局长……经历了职业身份的不断变化和更迭。

　　2019 年，小外孙兜兜出生了，我辞去杭州市教育局副局长的职务，带着大学教师、网红外婆的身份，开始了职业与家庭深度连接的新生活。

　　在美国洛杉矶，我在帮女儿带兜兜的同时，申请了加州理工波莫纳学院的婴幼儿教育访问学者身份。在那里，我了解到什么是托育服务，也接触了国外一些更为先进的婴幼儿养育和照护理念。

　　我一边亲身实践在全新的时代语境下养育小宝宝，一边不断学习提升专业技能，觉得唯有这样双管齐下，才能更懂孩子，更"职业化"地做好外婆。

　　在和兜兜相处的第一年里，他的成长给了我太多惊喜，让我深刻地领悟到，0~3 岁科学养育，才是教育真正的起点，也让我坚定地把未来事业的重心毫不犹豫地拉回到"原点"——关注人的终身成长。并且，针对 0~3 岁的养育，提出了"温暖的互动，自由地探究"这一基本的逻辑。

　　2019 年，国务院办公厅印发《关于促进 3 岁以下婴幼儿照护服务发展的指导意见》，标志着国内开始加强托育服务体系建设，民办托育、公办托育、社区托育、普惠托育……，托育机构遍地开花。

　　心阳幼幼托育园正式创办于 2019 年，属于较早发展起来的杭州本土托育服务机构。而我的小外孙兜兜在 13 个月的时候从美国回来，成为首批入托的孩子。

　　这几年，虽说行业政策一直在不断完善，但不管是对国家来说，还是对我们自己的企业而言，0~3 岁婴幼儿照护，依然是一项亟待培育、亟待提升的全新事业。

　　在这几年的办园过程中，我们遇到了各种各样的困难，其中很重要的一个就是具有专业技能的从业人员难招。

　　就比如，每年从师范院校学前教育、早期教育专业毕业的学生不少，但是愿意投身托育服务的人，却极其有限；已经入职的年轻未婚保育师，对学习照护小月龄宝宝技能的兴趣和驱动，都不强；还有一些从家政公司月嫂岗位转入托育的从业者，在知识框架和学习能力上，有着很明显的短板。

　　总而言之，托育服务作为一个新兴行业，需要培养专业的职业人才，面临着紧迫而艰巨的考验。

本书是基于心阳幼幼团队近四年来的小月龄宝宝托育服务经验积累，在浙江省内四所最早开展早期教育专业的高职院校（金华职业技术学院、杭州科技职业技术学院、绍兴职业技术学院、宁波幼儿高等专科学校）的配合下，围绕婴幼儿不同阶段的成长发育特点，将托育机构一日管理的99个实用工具和50个典型工作任务按照保育师进入岗位可能遇到的问题，采用表格、图片、案例等方式，将科学养育理论融入技能方法的学习中，不仅使经验学起来更立体，也使技能工具的可操作性更强。

我也一直在思考，保育师应该是怎样的一群人呢？我想，我更愿意称她们为"教保师"，她们应该是有着独立人格、情绪稳定、爱孩子且足够专业，在生活保育服务中，支持孩子走向独立、健康成长的那些人。

她们既是照护者，同时也是教育者，她们必备的核心技能是爱孩子、懂孩子。

基于这样一种期待，我认为从事保育师这项全新的工作，理论知识学习很重要，技能练习也很重要，但无条件地爱孩子更为重要。可以说，保育师这个职业，本质上是"爱的自我修炼"，不可能通过90个课时的培训和低中高级技能证书的考核就完成。

编者谨希望以本书为教材，通过有限时间的专业培训，帮助更多的从业人员在日常的教育与保育工作中融会贯通地应用书中的内容；帮助大家更早地领悟到保育工作的价值，而且能够在与孩子的共同生活中实现自我成长，让培育一代人、幸福三代人的托育事业滋养我们的人生。

蒋　莉

浙江省新思维教育科学研究院院长

杭州心阳幼幼托育有限公司教育顾问

本书在编写过程中重视0～3岁婴幼儿不同阶段的养育需求，分教育、保育、医学三方面进行编写，内容包含了0～3岁婴幼儿照护工作所应具备的专业医学理论、早期学习支持、家园共育技能和保育工作执行标准与规范。

本书由余颂群担任主编，杨仲毓秀、姚朝晖担任副主编。余颂群负责模块一全部项目和模块二项目一、项目三的编写。杨仲毓秀负责模块二项目二、项目四、项目五、项目六的编写。姚朝晖负责全书统稿。

书中涉及不少0～3岁养育的相关理论，余颂群主编将理论与保育师工作实践紧密相结合，介绍了完整的保育婴幼儿的养育知识和照料技能，具有很强的可读性和实用性。

书中收入了大量养育婴幼儿过程中会遇到的实际情境案例，由杨仲毓秀副主编负责收集、汇编养育婴幼儿中所遇到的典型工作任务。本书通俗、简洁、实用，不仅适合保育师使用，更是养育孩子的年轻父母、祖辈可以借鉴的学习材料。

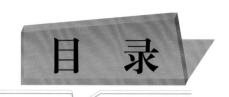

目 录

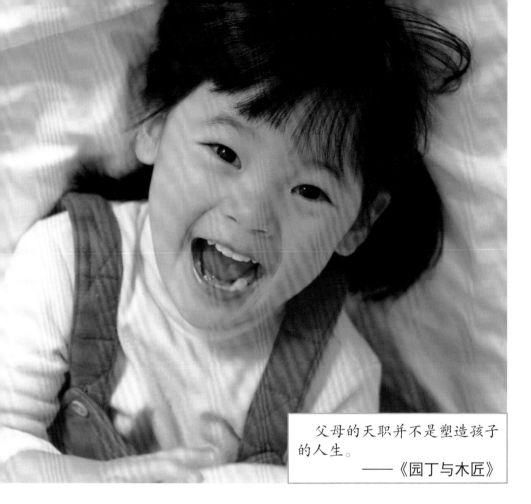

父母的天职并不是塑造孩子的人生。
——《园丁与木匠》

模块一

基础知识

保育师
职业道德 和职业守则

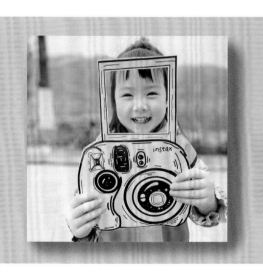

父母或其他抚养者的职责是为下一代提供安全的环境，让他们可以无所顾忌地提出前所未有的想法，做出意料之外的行动。

——《园丁与木匠》

单元一　保育师职业道德

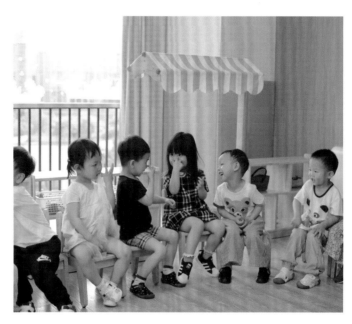

（1）不能伤害婴幼儿，不得参与可能对婴幼儿造成情感伤害、身体伤害，对婴幼儿无礼、有辱人格，对婴幼儿造成危险、造成剥削或恐吓的行为。

（2）积极回应和照料婴幼儿，创造支持婴幼儿发展的环境，促进婴幼儿认知，并且根据每个婴幼儿的文化、语言、家庭结构给他们提供支持。

（3）不能以任何原因或形式拒绝婴幼儿参加活动或歧视婴幼儿。

（4）积极沟通，建立良好的家园合作关系，为家庭育儿提供积极建议，并对敏感信息采取适当的保密措施。

（5）科学利用评估手段，为家长提供婴幼儿生长发育情况的相关信息。

（6）努力维护婴幼儿的合法权益。当发现婴幼儿遭受了虐待或忽视，应采取对应的措施。

单元二　保育师职业守则

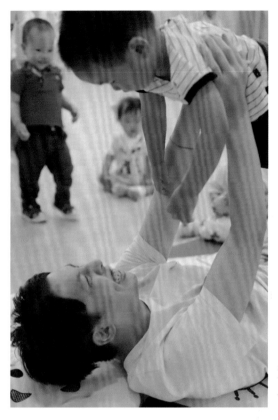

（1）熟悉早期婴幼儿护理和教育的知识基础，并通过持续的学习和培训不断学习新知识。

（2）认识并尊重每个婴幼儿独特的品质和个性。

（3）营造并维护安全、健康，能够促进婴幼儿社交、情感、认知和身体发育的环境。

（4）采用适合婴幼儿、对婴幼儿有潜在益处的评估手段和策略。

（5）利用评估信息帮助了解和支持婴幼儿发育、学习，发现并帮助需要额外帮助的婴幼儿。

（6）保障所有婴幼儿（包括有特殊需求的婴幼儿）都能得到支持。

保育师
基础知识

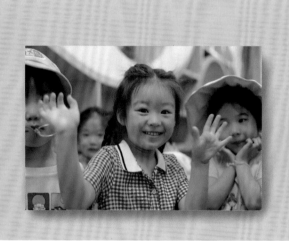

和孩子一起做，而不是"照我说的做"。

——《园丁与木匠》

单元一 婴幼儿生长发育的特点

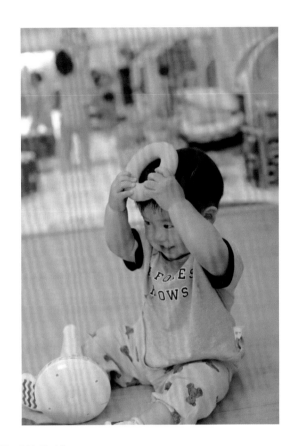

一、生长发育的不均衡性

1. 生长发育是有阶段性和程序性的连续过程

生长发育是连续的、有阶段性的过程，在这过程中有量的变化，也有质的变化，因此形成了不同的发展阶段，比如婴儿期、托儿所年龄期、幼儿园年龄期。虽然婴幼儿生长发育的各个阶段没有明显的界限，但各个阶段不可逾越，比如在会说词语之前必先学会听懂词语，会走路之前必先经过抬头、转头、翻身、直坐、站立等发育阶段。前一阶段的生长为后一阶段奠定基础，但若前一阶段的发展出现障碍，就会对后一阶段产生不良影响。

生长发育在整个儿童时期不断进行，但各年龄阶段生长发育有一定的特点，不同年龄阶段生长速度不同。例如体重和身长在出生后第一年，尤其前三个月增加很快，第一年是出生后的第一个生长高峰，婴儿3~4个月抬头，6~7个月独坐，7~8个月翻身，8~9个月会爬，10~11个月独站，12~18个月独走，24个月双足跳；从第二年开始生长速度逐渐减慢，至青春期生长速度又加快，出现第二个生长高峰。青春期一般为10~20岁，女孩的青春期开始年龄和结束年龄都比男孩早两年左右。青春期的进入和结束在年龄上存在较大个体差异，相差 2~4 岁。这个时期青少年的体格生长发育再次加速，出现第二次高峰，生殖系统也加速发育并渐趋成熟。

2. 婴幼儿身体的生长发育具有一定的程序性

婴幼儿身体的生长发育一般遵循由上到下、由近到远、由简单到复杂、由低级到高级的规律。例如在胎儿期的形态发育顺序：头部领先，其次是躯干，最后为四肢。再如，婴儿期的动作发育的顺序：首先是头部的运动（抬头、转头），以后发展到上肢（取物），再发展到躯干的活动（翻身与直坐），最后发展到下肢的活动（爬、立、行）。这个由头部开始逐渐延伸到下肢的发展趋向也叫"头尾发展规律"，即自上而下发展的规律。从上肢的发育又可以看出，在初生时，婴幼儿只会无意识地乱动，手几乎不起任何作用；4~5个月时，才能有意识地去拿东西，但这时只会用全手一把抓；到 10 个月左右才会用指尖去捏东西；要在 1 岁左右才会灵巧地用两个手指捏起细小的物体。这说明动作是由整个上肢逐渐发展到手指，由身体正中向侧面发展。这被称为"正侧发展规律"，就是一种粗大动作先发育，精细动作后发育，由正面向侧面、先近端后远端的发展规律。

3. 生长发育的速度是波浪式的，身体各部位的生长速度也不均衡

个体生长发育的速度曲线呈波浪式。在整个生长发育期间，全身和大多数器官、系统有两次生长突增高峰，第一次生长突增在胎儿中后期至 1 岁以内，第二次生长突增高峰是在青春发育初期，其间身高和体重有着最为明显的变化。

胎儿中期（4~6 个月），身长的增加速度最快，在短短 3 个月的时间里，约增加27.5 cm，约占整个胎儿时期身长增加的 1/2，是一生中身长增加最快的阶段。胎儿后期（7~9 个月）皮下脂肪积累很快，在这 3 个月的时间内，胎儿体重约增加 2 300 g，约占整个胎儿期体重增长的 2/3，是一生中体重增加最快的阶段。婴幼儿出生后头两年的身体增长速度仍比后几年快一些。第一年，幼儿体重增加 6~7 kg，身高增加 20~25 cm，是出生后增长最快的一年。两岁后，增长速度急剧下降，直到青春期前，一直保持平稳的、较慢的发育速度。青少年在青春期表现出向心发展规律，男孩身高每年增加 7~9 cm，女孩身高每年增加 5~7 cm，体重每年平均增加 5~6 kg。以后增长速度又会减慢，直到发育成熟。

在整个生长发育过程中，身体各部位的增长幅度并不均等，比如，头颅增大 1 倍，躯干增长 2 倍，上肢增长 3 倍，下肢增长 4 倍，因此身体形态从出生时的头颅较大、躯干较长和四肢短小，发育到成人时的头颅较小、躯干较短和四肢较长。

4. 各系统生长发育不均衡，但统一协调

一般来说，全身的肌肉、骨骼、心脏、血管、肾、脾、呼吸器官、消化器官等，与身高、体重呈同样的发育模式，即分别在出生后第一年及青春期出现两次生长突增高峰，而脑、脊髓、视觉器官以及反映脑大小的头围等，只有一次生长突增高峰，淋巴系统较早发育并于少年期达到成熟的巅峰，而生殖系统发育较迟。由此可见，机体各个系统的生长发育是不均衡的。然而，各个系统的发育又是协调的。

（1）神经系统领先发育。神经系统，尤其是大脑，在胎儿期和出生后发育一直是领先的。出生时大脑重约350克，相当于成人的25%，而同期的体重仅为成人的5%左右；6岁时脑重已相当于成人的90%。在这段时间里，伴随着大脑的迅速发育，儿童的各种身体机能、语言发展和动作发展也是比较快的。

（2）淋巴系统发育得最快，在第一个10年中速度特别快，在第二个10年中逐渐减慢。因为儿童时期机体对疾病的抵抗力较弱，需要淋巴系统来进行保护，因此，出生后淋巴系统的发育特别迅速（10岁左右达到高峰，几乎是成人时期的200%）。10岁以后随着其他各系统的逐渐成熟和对疾病的抵抗力增强，淋巴系统逐渐萎缩。

（3）生殖系统发育较晚，在第一个10年中发育缓慢，在第二个10年间，特别是在青春期迅速发育并达到成人水平。儿童身体各系统的发育时间和速度虽然各有不同，但机体是统一的整体，各系统的发育并非孤立地进行，而是互相联系、互相影响、互相适应的。因此任何一种对机体起作用的因素，都可能影响到多个系统。例如，适当的体育锻炼不仅能促进骨骼肌肉的发育，也能促进呼吸系统、循环系统和神经系统的发育。

二、生长发育具有个体差异性

婴幼儿的生长发育具有一般规律，但由于先天遗传素质与后天的环境条件并不完全相同，因此无论是身体的形态还是机体的功能都存在着明显的个体差异。即使是同年龄、同性别的婴幼儿，其发育速度、发育水平等也都存在差异，每个婴幼儿的体形（高矮胖瘦）、生理功能（强弱）和心理特点（智力高低）是各不相同的，可以说，没有两个婴幼儿的发育过程和发育水平是完全一样的，即使在一对同卵双生子之间也存在着微小的差别。但是，在一般情况下，婴幼儿个体在群体中上下波动的幅度是有限的，婴幼儿个体的发展过程基本具有稳定性，生长发育水平不应远离同龄群体婴幼儿，否则应视为生长发育异常。先天因素决定着婴幼儿发育的可能性，后天因素决定其发育的现实性。在评价某个婴幼儿的生长发育状况时，不能简单地将其指标数据同标准平均数比较，并由此得出片面的结论，而应考虑到个体发育的差异性，将他们以往的情况与现在的情况进行比较，观察其发育动态，才更有意义。保育师应尽可能改善婴幼儿的后天环境条件，使每个婴幼儿都能充分地发挥他们的遗传潜能，使他们的生长发育达到最高水平。

三、生理的发育与心理的发展密切联系

生理和心理的发育在婴幼儿身上是统一的。生理发育是心理发育的基础，而心理发育也同样影响着生理功能。婴幼儿生理和心理之间存在重要的影响。生理上的缺陷会造成婴幼儿心理活动不正常，如斜视没有及时纠正，常受到成人或同伴的讥笑，婴幼儿就会产生自卑心理，于是经常主动闭上斜眼来掩盖自己的缺点，结果会变成一只眼大、一只眼小；听力有问题的婴幼儿，因为听不清楚别人的语言，易发音不正确，若经常受到保育师或家长斥责，在说话时就会犹豫不决，出现口吃现象。有的婴幼儿明显矮小体弱，学习和活动

能力都比较差，容易产生自卑感，不爱参加集体活动等。因此，对婴幼儿生理上的缺陷除应进行及时治疗外，也不能歧视他们，而应热情关心和帮助他们，鼓励他们克服困难，树立奋发向上的信心，使婴幼儿身心都能得到正常健康的成长。心理的状态也会影响生理的发育，即情绪影响人的生理功能，当婴幼儿情绪不好时，消化液的分泌会减少，从而导致食欲减退，直接影响消化和吸收。如果经常这样，会引起消化机能紊乱，影响婴幼儿摄取营养，妨碍生长发育。相反，在精神愉快时，食欲旺盛，消化吸收的效率也高，有利于生长发育。心理的正常发展能保证和促进婴幼儿身体的正常发育。国外学者认为，家庭破裂的子女和再婚子女若遭受虐待歧视会影响其正常的身体发育，严重的可导致身体发育矮小，骨龄落后，性发育迟缓，成为社会心理性侏儒。总之，保育师要想促使婴幼儿生长发育达到最高水平，就必须认识和掌握婴幼儿从小到大生长发育的规律，以及影响婴幼儿生长发育的因素，这样才能有的放矢、更有效地采取各种有力的措施，保证婴幼儿在体、智、德、美各方面都能全面发展。

单元二　婴幼儿心理发展的特点

一、心理发展的连续性和阶段性

婴幼儿心理发展是一个不断由量变到质变的发展过程。这种从量变到质变的过程使婴幼儿心理发展表现出既有连续性又有阶段性的特征。婴幼儿的心理发展是一个连续、渐进的过程。心理发展的连续性表现在个体整个心理的发展是一个持续不断的变化过程，当某一种心理活动在发展变化之中而又未表现出质变时，它就正处在一种量变的积累过程。这种心理变化在未达到新质变之前进行的孕育新质变的量变过程，被称为心理发展的连续性。心理变化遵循一定的发展顺序，要依次经过不同的时期，而每个时期又有相对固有的特性，这就是心理发展的阶段性。

二、心理发展具有一定的方向性和顺序性

心理发展总是指向一定的方向并遵循确定的先后顺序。比如婴幼儿体内各大系统成熟的顺序是神经系统、运动系统、生殖系统。婴幼儿动作的发展严格遵循着从上到下、从中心到外周的原则。婴幼儿先会辨别上下，之后才会辨别前后。

三、心理发展的不平衡性

个体从出生到成熟体现出多元化的模式，表现在不同系统在发展速度、起始时间、达到的成熟水平方面均存在差异，同一机能系统在发展的不同时期有不同的发展速度。

四、心理发展的普遍性与差异性

人类心理发展的规律具有普遍性；同时，个体心理发展在发展的进程、内容、水平方面又具有千差万别的特殊性，各种特殊性成为心理发展的差异性。心理发展的规律性表现在心理发展的普遍性与差异性的复杂关系中。

单元三　婴幼儿的营养与喂养

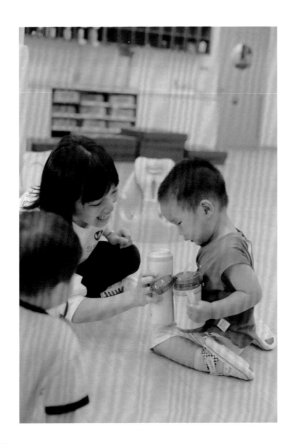

一、婴幼儿营养

婴幼儿期是整个成长阶段中生长发育最快速的时期，此时为他们提供的营养不仅要满足其新陈代谢的需要，还要保证其体格生长和各器官发育的需求。由于婴儿消化吸收功能尚未完善，机体与环境之间尚未很好地互相适应、互相平衡，合理的营养喂养至关重要。

婴幼儿对各种营养素的需要量相较成人更高，具体如下：

（1）热量。除基础代谢、动作活动所需，以及食物的特殊动力作用所需的热量外，还有从消化道排泄粪便的热量。按每千克体重的热量需要，在初生到 6 个月时为 504 kJ，而 6 个月到 1 岁为 420 kJ，这种高热量需要在初生时为最高点，1 岁后逐渐减少，直至青春期前，其间单位体重热量的构成亦存在变动（见图 1-2-1）。婴幼儿阶段每日的供给量为 4 620~5 040 kJ。

（2）蛋白质。蛋白质用于婴幼儿维持各种组织新陈代谢、各种新组织的生长，以及各种组织的成熟。故这一时期处于正氮平衡状态，对于蛋白质不仅要求有相当高的量，而且需要优质的蛋白质。母乳可为新生婴儿提供高生物价值的蛋白质。所以，用母乳喂养时，

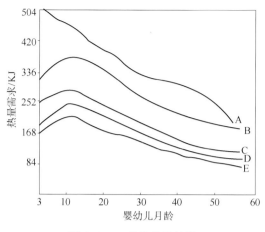

图 1-2-1　单位体重热量

按每千克体重计需要量为 2 g；而以牛乳为蛋白质来源时则需 3.5 g。初生 6 个月的婴儿，9 种必需氨基酸的需要量均比成人高 5 ~ 10 倍，并要求氨基酸之间有合适的比例或模式。此外，与成人稍不同的是，组氨酸是必需的氨基酸。幼儿每日需要的蛋白质为 40 g，约相当于每千克体重 3 g 蛋白质。

（3）脂肪。婴幼儿需要各种脂肪酸和脂肪类，其中必需脂肪酸提供的热量不应低于总热量的 1% ~ 3%。

（4）碳水化合物。婴幼儿需要碳水化合物，母乳喂养时，其热量供给一半来自碳水化合物，婴儿膳食中如果没有碳水化合物，则很难避免发生酮病，幼儿亦是如此。

（5）其他各种营养素。包括供应量表暂未列入的各种营养素，对婴幼儿都是重要的。此外，婴儿对水的需要比成人更为敏感，失水的后果也较成人严重。在温带地区，婴幼儿每日摄入量按每千克体重 150 mL 是适宜的。在母乳喂养时，从出生到 4 个月，婴幼儿可从母乳中获得各种营养素，但水分仍需按情况补充。

二、婴幼儿的健康膳食促进

1. 母乳喂养

母乳喂养是指用母亲的乳汁喂养婴儿的方式。研究显示，用母乳喂养的婴儿发育更为健康，效果包括增强免疫力、提升智力、减少婴儿猝死症的发生、减少儿童期肥胖、减少罹患过敏性疾病的概率等。在过去的几十年中，有越来越多的证据证明母乳喂养对健康有益，对此付诸实践的建议也在持续增加。目前，世界卫生组织认为，母乳喂养可以降低婴儿的死亡率，它对健康带来的益处可以延续到成人期。出生后最初 6 个月的纯母乳喂养是建议的喂养婴儿方式，接着以持续母乳喂养并添加适量的补充食品的方式喂养，直至 2 岁或更大。为了使母亲们能够实行和坚持在最初 6 个月的纯母乳喂养，世界卫生组织与联合国儿童基金会建议，在婴儿出生的头 1 小时里就开始母乳喂养。

（1）母乳喂养的好处。

①母乳是孩子最好的食物和饮料。母乳中的钙、磷比例适宜，吸收、利用率高，有利于婴儿牙齿和骨骼的发育。母乳中的蛋白质和脂肪颗粒小，容易被消化。母乳中所含的乳

糖比其他乳类多。因直接喂哺，母乳中的维生素 C 和维生素 B1 等营养素不被破坏，优于其他需加热消毒的奶类。

②母乳喂养可使婴儿少得病。母乳中含有抗体，可增强婴儿的抗病能力。初乳含有大量的蛋白质和矿物质以及较少的糖和脂肪，还含有多种抗病物质，可使新生儿在一段时间内具有抵抗病菌侵袭的能力，降低发生肺炎、腹泻等疾病的概率。初乳中还含有抑制细菌繁殖的溶菌酶，也对新生儿起着保护作用。健康母亲分泌出的乳汁，干净无菌，喂哺简便，不会受环境中病菌的污染。母乳喂养的婴儿不易患过敏性疾病，如婴儿湿疹。

③母乳更有利于婴儿大脑的发育。母乳中含有丰富的牛磺酸。牛磺酸是促进脑细胞发育的重要物质。母乳中含有较多的乳糖，而脑细胞需要利用乳糖所提供的热能。母乳喂养，能提供较多的热能。

④母乳喂养可给予婴儿更多的母爱。母乳喂养婴儿时，婴儿与母亲肌肤相贴、目光交流，自然会感到温暖、舒适。婴儿情绪好，是心理正常发育的必要条件。

2. 混合喂养

在母乳不能满足婴儿需要时，增加一些代乳品的喂养方式被称为混合喂养。混合喂养的方法如下：

（1）坚持母乳优先的原则，要先吃母乳，每天按时坚持母乳喂养，每天不少于 3 次，哺乳时间为 5 分钟。每次要吸空两侧乳房，再增加配方奶粉进行补充。

（2）母亲因上班不能及时喂哺婴儿时，要把乳汁及时挤出，挤到带盖的消毒瓶内并进行冷藏，喂前要隔水加热。

（3）喂牛奶时要少加糖，婴儿喜甜后会拒食母乳。

（4）最好用小勺、小杯或滴管给婴儿喂奶，应尽量保留婴儿对吮吸乳头的好感。

（5）牛奶和奶粉都是较好的代乳品，羊奶缺少叶酸，喂羊奶时要注意补充叶酸（在辅食中加菜泥）。

（6）不适合做代乳品的有甜炼乳、糕干粉、乳儿糕等，因为以米、面和糖为主要成分的食品中缺乏优质蛋白质。

3. 人工喂养

由于多种因素不能进行母乳喂养而使用配方奶粉、牛奶和其他奶或奶制品进行喂养的方式称为人工喂养。

4. 断奶

断奶是指从全部由奶水提供婴儿营养逐渐转换为由固体食物供给婴儿营养的过程。婴儿吸吮乳汁和吃固体食物的方式有很大的不同，他们若不闭紧嘴巴，就不能有效地吃下固体食物，所以必须有效地利用颈前方（喉咙侧）的肌肉。因此，为断奶做准备的一方面，就是要让婴儿在一定程度上支撑住沉重的头部并让颈部挺直。另一方面，是让婴儿吸吮乳汁时的反射动作停止。一般来说，在乳汁作为婴儿全部营养的时期，婴儿吸吮乳汁时的哺乳反射动作很适用，不过这种反射动作对于吃固体食物就不方便了。例如，婴儿仍然张开嘴吸奶，还不时地伸出一点舌头（此动作称为"吸相反射"），就没有办法吃固体食物。因此，父母必须在婴儿的这种反射动作变少时才能给他吃断奶食品。这种称为"哺乳反射"的动作在婴儿出生后4~5个月就会开始渐渐消失，到第7个月左右几乎完全消失。

5. 辅食

辅食有助于营养均衡，在婴幼儿的生长过程中起着承上启下的作用，承接婴幼儿吃奶的阶段，开启婴幼儿的食物向成人的食物过渡，是奠定一生健康的根基。在婴儿阶段，母乳当然是最理想的食品，但从满6个月开始，只吃母乳或者配方奶已经无法满足婴幼儿的营养需求。所以，还需给予一些额外的营养物质，也就是辅食。辅食包括米粉、面条、泥糊状食品以及其他一些婴幼儿可吃的食品。

（1）辅食添加信号。

通常，4~6月的婴幼儿可以开始尝试添加辅食，但每个孩子的身体发育情况不同，因此添加辅食不能盲目地只看月龄，而是要观察其是否出现适合添加辅食的信号（见表1-2-1），从而抓住添加辅食的适当时机。

表 1-2-1　婴幼儿准备好尝试辅食的一些征兆

婴儿准备好尝试辅食的一些征兆	1. 能够保持头部稳定不晃动
	2. 可以在支撑下坐立（如餐椅）
	3. 能够将手、玩具和其他物品放入口中
	4. 用餐时，他们会注意其他人的食物，并会伸手去抓餐盘中的食物
	5. 会说"是"和"不"（非语言行动，将头扭到一边，或转向某人）

（2）辅食添加基本原则。

添加辅食应遵循循序渐进的原则，由一种到多种、由少量到多量、由稀到稠、由细到粗（见表1-2-2）。添加辅食时，应先试一种，并从少量开始，待婴幼儿愿意接受，大便正常后，辅食量方可逐渐增多。如婴幼儿拒绝接受，或接受后大便异常（指腹泻而不是指正常大便中有食物渣滓），应暂时停加辅食。待大便恢复正常后，再从原来的量或更少量开始试喂，若能适应，辅食量方可逐渐增多。

表 1-2-2　辅食添加顺序

月龄	食物性状
4~6个月	稀糊状（米汤、菜汁、菜泥、果汁、果泥）
6~7个月	泥状（烂粥、鱼泥、肝泥、豆腐泥、蛋羹）
8~10个月	碎末状（稀粥、烂面、馒头、碎肉末、碎菜末）
11~12个月	碎块状（软米饭、面条、带馅食物、碎肉、碎菜）
18个月	逐步向成人饮食过渡
36个月	成人饮食

从某种富含铁的泥糊状食物开始喂，如强化铁的婴儿米粉等；喂蔬菜、水果可从菜水、果汁到菜泥、果泥，然后到碎菜、碎果；喂大米可从米汤到稀粥、稠粥再到软饭；喂

肉类时可先喂肉汤，再喂肉泥、肉末、碎肉。

如果婴幼儿正患病或消化不良，应暂缓添加新的辅食，以免加重症状。待这些症状消失后，应逐渐增加食物种类，慢慢过渡到半固体或固体食物，如烂面、肉末、碎菜、水果粒等；每引入一种新食物应让婴幼儿适应 2～3 天，此时家长应密切观察是否出现呕吐、腹泻、皮疹等不良反应，待其适应一种食物后再添加其他新食物；不强迫进食，可改变食物的制作方式或重新搭配别的食物再次尝试添加；单独制作，食物要新鲜，制作过程要卫生，现做现吃，食物烹调至烂软，不要喂剩存的食物；保持原味，不添加盐、糖以及刺激性调味品，保持清淡口味。

6. 婴幼儿膳食安排原则

①供给足够的能量与蛋白质。膳食所供给的能量与蛋白质要满足婴幼儿每日需求，三种供能营养素之间也应符合一定的比例，蛋白质供能应占总能量的 12%～15%，脂肪占 25%～35%，碳水化合物占 50%～60%。蛋白质的供给，还须注意优质蛋白质的含量，应提供乳类、蛋类、鱼禽肉类和豆制品等富含优质蛋白质的食物，使优质蛋白质的供给量占每日蛋白质总量的 30%～50%。

②食物多样化。食物多样化应做到粗细粮搭配，荤素菜都有，以达到平衡膳食的目的。粮食除了大米、小麦制品外，还应选小米、玉米、黑米等杂粮与之搭配，优质蛋白质中肉类、鱼类、乳类、豆制品和动物血、内脏可交替食用。合理的搭配可起到营养互补的作用，提高蛋白质的利用价值，达到均衡营养的目的。由于婴幼儿胃容量有限，在保证食物多样性的同时，也应考虑食物体积的大小。

③食物制备和烹调。幼儿因咬、嚼、吞咽能力较差，食物制备应注意碎、细、软、烂的特点。烹调方法宜采用清蒸、红烧和煲炖，不宜添加酸、辣、麻等刺激性的调味品，也避免放味精、色素和糖精等，保持口味清淡。少吃过于油腻的油炸食物，尽量不给婴幼儿食用香肠、火腿、红肠、方火腿等腌制食品和熟食。避免直接给婴幼儿吃豆粒、花生、瓜子等硬果类食物，以防由于呛入气管而引起窒息。此外，食物的花样和形状应富有童趣，以提高婴幼儿的进食兴趣。

④进餐次数和用餐时间。一般每天应进餐五次，即早、中、晚三次正餐，上、下午点心各一次。每次用餐时间在 20～30 分钟。进餐时应有固定场所、专用桌椅及餐具。

⑤培养良好的饮食习惯。应培养婴幼儿定点、定时、定量的进食习惯，形成良好的进食规律。创造安静温馨的进餐环境，营造轻松愉快的进食气氛。在用餐时不责备婴幼儿，不强迫婴幼儿进餐。注意培养婴幼儿自我进食的技能，让婴幼儿参与进食过程，积极鼓励婴幼儿自己吃饭，因为学会自己吃饭是培养独立能力的重要一步。另外，还要注意饮食卫生和就餐礼仪的培养。

单元四 婴幼儿安全照护

伤害是婴幼儿面临的重要健康威胁，会给他们带来沉重的疾病负担。婴幼儿伤害的发生与其自身生理和行为特点、被照护情况、环境等诸多因素有关。常见的伤害类型包括窒息、跌倒伤、烧烫伤、溺水、中毒、异物伤害、道路交通伤害等。大量证据表明，伤害往往不是意外，可以预防和控制。

一、伤害预防知识

1. 婴幼儿窒息预防

窒息是指呼吸道内部或外部障碍引起血液缺氧的状态。常见的婴幼儿窒息原因包括被床上用品、成人身体、塑料袋等罩住口鼻；吸入和咽下食物、小件物品、呕吐出的胃内容物等阻塞气道；绳带等绕颈造成气道狭窄；长时间停留在密闭空间导致缺氧等。

2. 婴幼儿跌倒伤预防

跌倒伤是指一个人因倒在地面、地板或其他较低平面上的非故意事件造成的身体损伤。常见的婴幼儿跌倒伤原因包括滑倒，从家具、楼梯或娱乐运动设备上跌落，从阳台坠楼等。婴幼儿正处于运动能力的发展过程中，跌倒现象较常见，应加强防护，预防婴幼儿出现跌倒伤。

3. 婴幼儿烧烫伤预防

烧烫伤是由热辐射导致的对皮肤或者其他机体组织的损伤，包括皮肤或其他组织中的部分或全部细胞因热液（烫伤）、热的固体（接触烧烫伤）、火焰（烧伤）等造成的损伤以及由放射性物质、电能、摩擦或接触化学物质造成的皮肤或其他器官组织的损伤。常见的婴幼儿烧烫伤原因包括被热粥、热水等烫伤，被取暖设备等烫伤，被高温蒸汽等烫伤，被火焰烧伤等。

4. 婴幼儿溺水预防

溺水是指因液体进入而导致呼吸损伤的过程。常见的婴幼儿溺水地点包括浴缸、水盆、水桶等室内设施，还有池塘、游泳池等室外场所。

5. 婴幼儿中毒预防

中毒是指因暴露于一种外源性物质造成细胞损伤或死亡而导致的伤害。常见的毒物包括农药、药物、日用化学品、有毒植物、有毒气体等。注意，这里的中毒指急性中毒，不包括慢性中毒。

6. 婴幼儿异物伤害预防

异物伤害是指因各种因素导致异物进入体内，并对机体造成一定程度的损伤，使机体出现各种症状和体征，如食道穿孔、气道梗阻、脑损伤等。婴幼儿异物伤害多因异物通过口、鼻、耳等进入身体而造成。常见异物包括食物、硬币、尖锐物品、电池、小磁铁、气球、玩具零件及碎片等。

7. 婴幼儿道路交通伤害预防

道路交通伤害是指道路交通碰撞造成的致死或非致死性损伤。道路交通碰撞是指发生在道路上，至少牵涉一辆行进中车辆的碰撞事件。

8. 其他伤害预防

除上述伤害类型以外，还要注意动物伤、锐器伤、钝器伤、冻伤、触电等其他类型伤害的预防控制。

二、婴幼儿伤害紧急处置

（1）参与急救知识培训，掌握基本急救技能。

（2）发生严重婴幼儿伤害时，立即呼救并拨打急救电话120。在等待救援期间，应密切关注婴幼儿的生命体征，在掌握急救技能的前提下，先予以现场急救。

（3）非严重婴幼儿伤害可先自行处置，并根据伤害情况决定是否送医。

（4）及时、如实通知监护人。

（5）配备必要的急救物资。

①消毒物品：碘伏或碘伏棉签、酒精或酒精棉片、生理盐水或生理盐水湿巾、消毒湿巾。

②包扎固定物品：纱布绷带、医用胶带、角巾、自粘绷带、止血带、网状弹力绷带、不同型号的夹板等。

单元五　婴幼儿常见病及保健

一、扁桃体炎

婴幼儿扁桃体炎可分为急性扁桃体炎和慢性扁桃体炎。急性扁桃体炎是由病原体侵入扁桃体引起的。其症状是发热、咳嗽、咽痛，严重时高热不退，患儿吞咽困难，检查可见扁桃体充血、肿大、化脓。

保健措施如下：

（1）保持充足的睡眠，随天气变化及时增减衣服。

（2）坚持锻炼身体，提高机体抵抗疾病的能力。

（3）坚持良好的饮食习惯，均衡膳食，加强营养。

（4）多饮水、勤洗手，注意个人卫生。

二、上呼吸道感染

上呼吸道感染是指病原体侵犯包括鼻、咽、喉等部位时出现的急性炎症反应，简称"上感"。常见鼻塞、流涕、喷嚏、咳嗽、发热等症状，一些患儿还可有腹痛、恶心呕吐、腹泻等消化道症状，即胃肠型感冒。

增强体质是预防上感的关键，具体做法如下：

（1）平时注重婴幼儿的体育锻炼，经常进行户外运动，加强耐寒锻炼，提高对外界环境变化的适应能力。

（2）经常开窗通风。

（3）家庭成员患感冒时，应与婴幼儿隔离开，感冒流行季节不带婴幼儿到人员密集场所。

（4）平时不宜给婴幼儿穿衣过多，随气温变化和婴幼儿活动情况及时穿脱衣物，出汗时应及时擦干，防止由于过热或受凉而诱发疾病。

（5）注意婴幼儿日常营养的摄入，多进食蔬菜、水果，保证日常饮食的营养均衡。

三、消化不良

造成消化不良的原因很多，如吃得太多；食物搭配不合理；食物不太易消化；吃过多生冷、辛辣刺激食物。

消化不良常见症状有上腹痛、腹胀、胃气胀、早饱、嗳气、恶心、呕吐、上腹灼热感等。

消化不良的保健措施如下：

（1）调节饮食结构，少吃肉类、冷饮，少喝碳酸饮料。另外，还应注意避免进食可能诱发症状的食物，如咖啡、酒以及高脂食物等。

（2）养成良好的进餐习惯，不要过饱，按时进餐，多吃蔬菜、水果是调整消化功能的好方法。教育婴幼儿养成良好的排便习惯，排便正常化可能有助于改善消化不良的症状。

（3）保证户外活动时间。

四、龋齿

幼儿容易发生龋齿，特别是乳牙龋齿的发病更多，这有两方面的原因。一方面，婴幼儿口腔不洁，不会刷牙，刷牙不认真，不能坚持早、晚刷牙，进食后未漱口，所以在齿缝间和沟裂中存留食物残渣。另一方面，婴幼儿喜欢吃零食，特别喜欢吃糖，因为乳酸杆菌能使糖和食物残渣发酵，产生大量乳酸，它能破坏牙齿结构，发生龋齿。

预防儿童龋齿的日常注意事项：

（1）从小注意口腔清洁卫生。

（2）纠正婴幼儿的不良习惯：咬手指、吮唇、舐舌、张口呼吸、偏侧咀嚼等。

（3）平衡膳食有助于婴幼儿保持牙齿健康。

（4）使用窝沟封闭剂防龋。

（5）定期进行口腔检查。

单元六　婴幼儿传染病

一、流行性感冒

流行性感冒（以下简称"流感"）是一种由流行性感冒病毒引起的传染性很强的急性呼吸道传染病。婴幼儿得了流感，不少年轻父母认为是普通感冒，其实不然。因为6个月至3岁婴幼儿不仅是流感的易感人群，而且是高危人群，若不注意休息与及时治疗，很容易产生并发症，甚至导致严重后果，最常见的并发症有中耳炎、喉炎、肺炎、脑炎和病毒性心肌炎等。

1. 传播途径

主要经飞沫直接传染，而飞沫污染手、用具、玩具、衣服等也可致间接传播。

2. 好发季节

冬末春初，在长江下游地区，其大流行也可能在夏季发生。

3. 主要表现

起病急，有高热、畏寒、头痛、四肢酸痛和全身乏力等症状，不久出现咽痛、干咳、流涕、眼结膜充血、流泪以及局部淋巴结肿大等现象，个别婴幼儿有消化道症状，如呕吐和腹泻等。

二、流行性腮腺炎

流行性腮腺炎是一种由腮腺炎病毒引起的急性呼吸道传染病。

1. 传播途径

主要通过唾液飞沫吸入传播，在托育服务机构等婴幼儿聚集场所易暴发性流行。

2. 好发季节

一年四季均可发病，而冬春季多发。

3. 主要表现

病毒入侵2周后，婴幼儿出现腮腺肿大，一般先见于一侧，1~2天后波及对侧，也可两侧同时肿大或仅单侧肿大，2~3天达高峰，婴幼儿面部疼痛，腮腺高度肿大持续4~5天，渐渐消退，在1~2周内完全恢复正常。

常见的误诊：淋巴结发炎。

三、百日咳

由百日咳杆菌感染引起的急性呼吸道传染病，3个月以下婴儿仍有较高发病率。

1. 传播途径

飞沫传播，起病1~3周内传染性最强。

2. 好发季节

四季散发，以冬春季发病率最高。

3. 主要表现

婴幼儿有阵发性咳嗽现象，呈痉挛性咳嗽，可持续1~2个月以上。剧烈咳嗽可导致婴幼儿面部皮肤出血点、眼结膜出血、鼻出血甚至颅内出血。婴幼儿患百日咳常无典型痉挛性咳嗽，往往在咳了2~3声后出现憋气、呼吸停止、头面部及全身皮肤因缺氧而发红、紫绀，甚至窒息、惊厥等。

四、水痘

由水痘-带状疱疹病毒引起的急性传染病。

1. 传播途径

通过接触传染或飞沫传染，传染性极强，有接触史的易感者发病率超过90%。

2. 好发季节

四季均可发病，冬春两季多发。

3. 主要表现

病毒侵入人体后潜伏 2~3 周才发病，骤然起病，体温达 38~39 ℃，婴幼儿表现为烦躁、食欲不振，发热同时或后一天左右出现皮疹。初起时为成簇的、小而红的斑疹、丘疹，很快会变为充满液体的疱疹，周围有红色浸润，成批出现，首先在婴幼儿胸部、腹部以及背部、头皮出现，以后才扩散到四肢等其他部位，第 5~9 天，疱疹破裂后留下小缺口，疱壁干燥结痂，数日后痂皮脱落，然后婴幼儿渐渐恢复正常。

本病皮疹呈向心性分布，同一时期可查见丘疹、疱疹和结痂为其诊断的特征性线索。

五、麻疹

麻疹是幼儿最常见的急性呼吸道传染病之一。

1. 传播途径

通过呼吸道分泌物飞沫传播。

2. 好发季节

多发于冬春二季。

3. 主要表现

典型的麻疹症状包括持续性发热、咳嗽、咽痛、畏光、流泪、眼结膜红肿等，在口腔颊黏膜处可见到麻疹黏膜斑。发热 4 天左右全身皮肤出现红色斑丘疹。出疹顺序为耳后、颈部，而后躯干，最后遍及四肢、手和足。退疹后皮肤脱屑并有色素沉着。

六、乙型脑炎

乙型脑炎被人们称为"夏秋病魔"，是由乙脑病毒引起的急性传染病。

1. 传播途径

通过蚊虫叮咬，蚊体常携带病毒。

2. 好发季节

夏秋季节，长江下游地区是 7 月底到 9 月初。

3. 主要表现

2~6 岁时的发病率最高，婴幼儿短期内体温高达 39~40 ℃，有剧烈的头痛（小婴儿表现为烦躁），出现喷射性呕吐、嗜睡不醒，如不及时抢救，病情会急剧恶化，出现抽筋、昏迷、颈项强直、肢体瘫痪，严重则危及婴幼儿的生命。如及时抢救，大多数患儿可挽回生命，其中一小部分患儿可能出现失语、耳聋、失明、发育迟缓、痴呆、癫痫等后遗症。

七、伤寒

由伤寒杆菌感染引起的急性肠道传染病。

1. 传播途径

主要由病菌污染的水和食物传播，而带菌的苍蝇和手常常是伤寒散发病例的传播媒介。

2. 好发季节

常年散发，以夏秋两季（长江下游 7—10 月）最多见。

3. 主要表现

5 岁以下婴幼儿占 70% 以上。伤寒起病时有高热、呕吐、咳嗽、嗜睡、烦躁、腹痛等症状，所以常被误诊为上呼吸道感染。但伤寒有一些特点，年轻父母要加以鉴别：婴幼儿发生伤寒时症状往往不太典型，体温上升较快，可有持续高热与高热惊厥。肝脾肿大明显，多伴有腹泻，而成人伤寒特有的相对缓脉、玫瑰疹、外周血粒细胞减少等症状在婴幼儿身上则不明显或缺失。

八、细菌性痢疾（菌痢）

由痢疾杆菌感染所引起的婴幼儿又一种常见肠道传染病。

1. 传播途径

传染源是病人（尤其是症状不典型的病人）和带菌者。细菌污染食物和水是主要传播途径，也可以通过苍蝇和带菌的手而间接传播。

2. 好发季节

夏秋季为多见。

3. 主要表现

婴幼儿菌痢占小儿菌痢总数的一半，而且是中毒型菌痢的主要年龄群。表现为急骤起病、高热、腹痛、呕吐、腹泻等，大便呈脓血黏液状，次数多而每次量少。婴幼儿可在胃肠道症状出现前就表现高热惊厥或微热、超高热，并出现休克、烦躁或嗜睡、昏迷等，造成诊断困难，此即称"中毒型菌痢"，可以危及生命。

九、流行性脑脊髓膜炎（流脑）

由脑膜炎双球菌引起的化脓性脑膜炎。

1. 传播途径

经飞沫直接传播，病菌通过呼吸道进入患儿血液中，最终定植在脑脊髓膜上。

2. 好发季节

冬春季，长江下游地区 3—6 月是高峰期。

3. 主要表现

婴幼儿的患病率高，城市中多为散发，农村中易感人群多，有时可出现暴发性流行。患儿流涕、咳嗽（酷似"感冒"）2~3 天后突发高热，伴剧烈喷射状呕吐，烦躁不安或嗜睡，常发生惊厥、昏迷等。皮肤上可出现本病特征性的出血性瘀点、瘀斑，最早见于臀部、肩肘部。部分患儿可出现面色苍白、青紫，皮肤呈花纹状，四肢冰凉，血压下降，少尿等症状，此为休克型，通常危及生命。

十、肺结核

肺结核是由结核杆菌引起的慢性传染病，本病的患病人数近年有增多趋势。

1. 传播途径

呼吸道传播是最主要的传染途径，家中成人尤其是患病母亲是很主要的传染源。婴幼儿结核病偶可经带结核菌的牛奶或食物传染。母亲患结核病，可能经胎盘传染给胎儿，形成生后不久就出现症状的先天性结核病。

2. 好发季节

四季散发，以春季发病率最高。

3. 主要表现

起病缓慢，不规则低热、食欲不振、消瘦、盗汗和疲乏等，也就是所谓的"结核中毒症状"。婴幼儿患"急性粟粒性肺结核"时可以出现高热。呼吸道症状多不明显，在结核性淋巴结压迫气管、支气管或向其腔内破溃播散时可出现剧烈痉挛性咳嗽、哮喘或窒息。

十一、疱疹性咽峡炎

疱疹性咽峡炎是由肠道病毒引起的以急性发热和咽峡部疱疹溃疡为特征的急性传染性咽峡炎，以粪–口或呼吸道为主要传播途径。

疱疹性咽峡炎的临床表现以发热、咽痛、咽峡部黏膜小疱疹和浅表溃疡为主。

十二、手足口病

（1）手足口病是由肠道病毒引起的传染病，可引起发热，手、足、口以及臀部和肛周的皮疹、溃疡。

（2）手足口病表现为急性起病，发热，一般体温 38 ℃左右，部分患儿可伴有咳嗽、流涕、食欲不振、恶心、呕吐、头痛等症状。另外，也可能在这些症状出现后 1~2 天患儿的手掌、脚掌、臀部等部位出现米粒大小的斑丘疹；口腔内的疱疹破溃后出现溃疡，常常流口水，不能吃东西。建议及时到定点医疗机构就诊。

（3）手足口病皮疹特征：主要侵犯手足口和臀部，一般以米粒大小的斑丘疹为主，也有大疱疹和不规则疱疹。不痛、不痒、不结痂、不结疤。

（4）手足口病预防小口诀：勤洗手、勤通风、喝开水、吃熟食、晒衣被。

单元七　相关法律法规知识

（1）《中华人民共和国母婴保健法》相关知识。

（2）《中华人民共和国未成年人保护法》相关知识。

（3）《中华人民共和国食品安全法》相关知识。

（4）《中华人民共和国劳动法》相关知识。

（5）《托儿所、幼儿园卫生保健管理办法》相关知识。

（6）《托育机构设置标准（试行)》相关知识。

（7）《托育机构管理规范（试行)》相关知识。

（8）《托育机构保育指导大纲（试行)》相关知识。

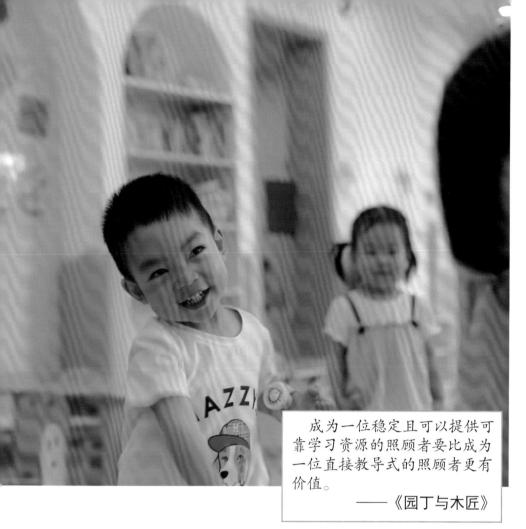

成为一位稳定且可以提供可靠学习资源的照顾者要比成为一位直接教导式的照顾者更有价值。

——《园丁与木匠》

职业技能

环境创设

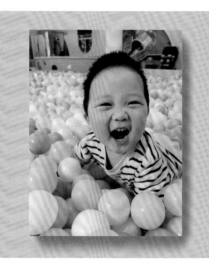

童年似乎旨在开发出创新能力和创造力。成年人更坚信那些经过考虑、证明是可靠的方法，而4岁的孩子一直奢华地享受着寻找和探索这个奇妙世界的能力。

——《园丁与木匠》

作为一名关心 0~3 岁婴幼儿成长的早期教育工作者，你一定已经了解婴幼儿的成长环境除了具备美观、健康、安全之外，还应有非常重要的教育资源。你打造的环境是婴幼儿成长和发展的基础。通过环境的支持，满足不同阶段婴幼儿发展需求来投放材料，可以有效促进婴幼儿的成长。有些地方称之为不出声的"第三位教师"。

　　保障婴幼儿安全是您重要的职责，当婴幼儿在安全、稳定、可靠的环境中感觉到安全时，他们就能好好发展和学习。

　　在工作实践中，保育师应如何做好婴幼儿成长环境创设？不妨看看以下经验。

婴幼儿成长环境三大要素：

(1) 学习：营造促进婴幼儿发展和学习的环境。

(2) 安全：保证婴幼儿成长环境的安全。

(3) 健康：确保婴幼儿处于卫生、健康的环境中。

单元一 环境准备 —— "营造一个促进婴幼儿发展和学习的环境"

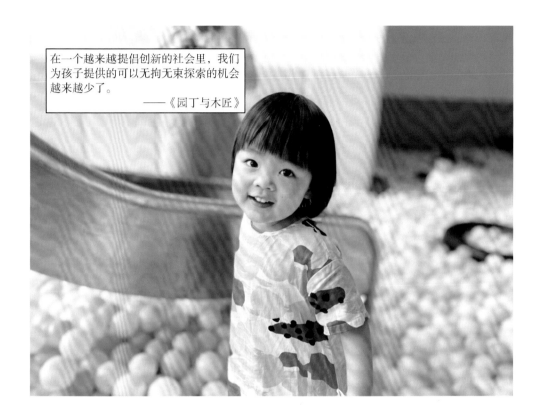

在一个越来越提倡创新的社会里，我们为孩子提供的可以无拘无束探索的机会越来越少了。

——《园丁与木匠》

任务一 空间设置

一、情境案例

您开始思考能满足婴幼儿发展需求的空间划分和设置。

二、问题呈现

如何通过空间划分和布置来支持和满足婴幼儿的发展需求？（保育和早期教育支持需求）

三、问题解决

营造一个促进婴幼儿发展和学习的环境，是保育师需要具备的能力之一，合理划分和布置空间，可以为婴幼儿的发展提供支持和帮助。根据发展需求为婴幼儿划分布置空间详见表 2-1-1。

表 2-1-1　根据发展需求为婴幼儿划分布置空间

月龄	月龄发展需求	区角	区角设置说明
0~6 个月	幼儿尚不会四处移动。因此他们依靠看、听来认识世界，依赖成人带他们看不同的风景和使用不同的游戏材料。在环境中投放适合这个年龄群体的玩具和材料来刺激他们的感官知觉，吸引他们发展自我意识和发展肢体	俯卧运动区域	通过运动身体部位和运用所有感官学习（肢体、视觉、认知等发展）
		换尿片区	无安全隐患、保持干净清洁、杜绝二次污染
		午睡区	安全无杂物、营造睡眠气氛
		过渡区	接送幼儿、放置保育师物品
6~12 个月	除了匍匐、爬行有利行走之外，学步幼儿正在发展接受和创造语言的技能，并且可以越来越多地使用自己的双手来实现目标。向这个年龄群体提供的材料应能吸引儿童探索、尝试，并让他们获得自我奖励	大运动区域	发展幼儿爬、抓握的能力；用触觉探索身边的事物。发展幼儿扶站、独立站、扶走、独立走等粗大动作
		俯卧运动区	通过运动身体部位和运用所有感官学习（肢体、视觉、认知等发展）
		辅食区	为幼儿提供舒适用餐环境，为保育师提供卫生有序的餐食准备环境
		换尿片区	无安全隐患、保持干净清洁、杜绝二次污染
		午睡区	安全无杂物、营造睡眠气氛
		过渡区	接待幼儿、放置保育师物品
13~18 个月	幼儿在各方面都很活跃。除了行走、踢腿和投掷外，他们还喜欢进行推拉。同时，他们还喜欢倾倒、拉扯、堆叠和拆卸大多数物品。他们变得越来越独立，喜欢独自玩耍或与成人一起玩耍	个人活动区	满足幼儿独立玩耍的需求
		大运动区域	促进幼儿的身体发育，满足幼儿爬、走肢体动作的需求
		读写区	发展幼儿的创造力、锻炼幼儿的精细动作、发展幼儿对色彩的认知。聆听绘本、发展语言认知能力
		就餐区	为幼儿提供舒适的用餐环境，为保育师提供卫生有序的餐食准备环境
		换尿片区	无安全隐患、保持干净清洁、杜绝二次污染
		过渡区	接送幼儿、放置保育师物品
		午休区	安全无杂物、营造睡眠气氛

月龄	月龄发展需求	区角	区角设置说明
19~24个月	这个月龄的幼儿精力充沛，非常好动，可以做很多大肌肉活动。 这个月龄段的幼儿通常独自玩耍或与一两个其他幼儿一起玩，并且才刚刚开始学习如何分享和轮流玩耍。 他们开始产生好奇心，正更加深入地了解语言和数字，而且在大多数情况下渴望独立	集体会议区/建构区/阅读区	幼儿集体游戏、同龄社交的空间
		扮演游戏区	侧重角色扮演，认知发展
		大运动区	发展和锻炼幼儿的身体动作，肌肉运动
		美工区	在上色、绘图、用黏土塑造形状等活动中发展幼儿的精细动作技能
		就餐区	为幼儿提供舒适用餐环境，为保育师提供卫生有序的餐食准备环境
		换尿布区	无安全隐患、保持干净清洁、杜绝二次污染
		厕所	为顺利如厕做准备
		午睡区	安全无杂物、营造睡眠气氛
25~36个月	幼儿在独自处理事情之余越来越喜欢和他人进行合作的游戏。 喜欢大肌肉游戏，包括攀爬、奔跑、跳跃、扔球和踢球。 进一步完善精细动作技能，如串珠、书写、使用剪刀等。 幼儿的兴趣爱好不断增加，表现出对绘画、音乐、角色扮演等方面的兴趣	集体会议区/建构区	儿童集体游戏，同龄社交的空间，发展协作、规划、合作、坚持等能力
		阅读区	提高孩子认知、专注力、想象力
		扮演游戏区	侧重社会认知发展和感知觉的发展
		音乐区（可与运动区合并）	1. 增加听觉刺激。 2. 感知节奏韵律。 3. 发展创造力。 4. 发展和锻炼幼儿的身体动作，肌肉运动
		美工区（可与食育区合并）	1. 发展幼儿的创造力。 2. 培养艺术美感。 3. 在上色、绘图、用黏土塑造形状等活动中发展幼儿的精细动作技能
		午睡	安全无杂物、营造睡眠气氛
		厕所	为顺利如厕做准备

任务二　材料投放

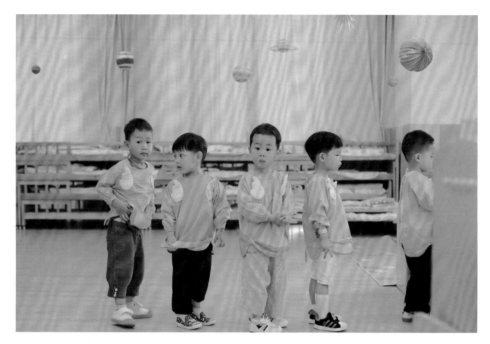

用心的早期教育工作者一定会寻找能够促进婴幼儿发展和学习并且鼓励他们进一步发展的材料。材料投放并非尽可能多地积累材料，而是要明智地选择有助于婴幼儿社交、情绪、认知、语言和身体发展的材料。

一、情境案例

托育园新进一批美工区材料。王老师对小张老师说："我们的小朋友从托小班进入了托大班，我们运用这批材料为他们进行环境调整，以便更好地促进儿童发展。让我们先来看一下材料清单！"表 2-1-2 为材料清单。

表 2-1-2　材料清单

材料清单
柜子，彩笔，油画棒，刮画笔，毛笔，排笔，彩色铅笔，糨糊，固体胶，胶水，双面胶，订书机，打孔机，绘画纸，皱纹纸，卡纸，手工纸，水粉纸，砂纸，红、橙、黄、绿、青、蓝等各种颜色，调色盘，纸碟，小纸盒，报纸，各类宣传画报，果壳，树叶，皮筋，纸团，海绵，窗纱，地毯

二、问题呈现

（1）如何对材料进行分类？

（2）根据这些材料如何考虑对环境的调整？

三、问题解决

问题 1：如何对材料进行分类？

以情境案例为例，美工区的材料分类可以按空间设置、开放性材料、定向材料、工具等进行分类，详见表 2-1-3。

表 2-1-3　美工区的材料分类

类别		具体材料
空间设置		柜子、窗纱、地毯
工具	绘画工具	彩笔、油画棒、刮画笔、毛笔、排笔、彩色铅笔
	粘贴工具	糨糊、固体胶、胶水、双面胶
	装订工具	订书机、打孔机
定向材料	纸张	绘画纸、皱纹纸、卡纸、手工纸、水粉纸、砂纸
	颜料	红、橙、黄、绿、青、蓝各类颜色，调色盘
开放性材料	废旧材料	纸碟、小纸盒、报纸、各类宣传画报、果壳、树叶

问题 2：根据这些材料如何考虑对环境的调整？

环境调整考虑的因素包括空间的大小、位置，材料与工具的摆放序列，材料标识与物品的对应和对幼儿作品的回应等。

任务三　开园前设施设备检查

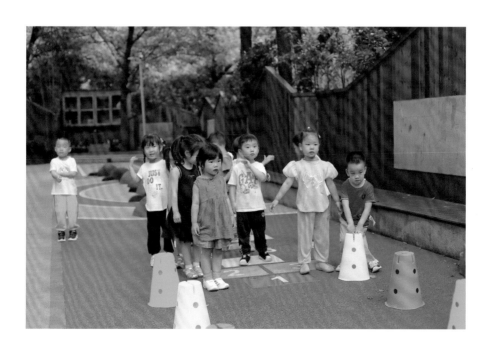

一、情境案例

为确保托育园所的顺利开学，保证园区各项安全，在每学期正式开园前一周，教师要针对园舍内外的设施设备安全、用电安全、饮水卫生安全等进行全面检查（见表2-4），发现问题及时上报，应做到早发现、早处置、早化解，防患于未然。

二、问题呈现

开园前的托育园设施设备安全检查项目有哪些？

三、问题解决

开园前的安全检查项目清单见表2-1-4。

表 2-1-4　开园前的安全检查项目清单

设施设备	门板、门锁完整可使用，保证设备正常
	全部的落地门窗都有安全装置，并标示（粘贴贴纸、警告标志等）
	家具、墙角、柜角等有防护角或防撞条
	玻璃、窗框完整，保证设备正常
	窗户防夹、防坠措施正常，限制开窗幅度，如窗户高度过低，要加装护栏，护栏高度至少110 cm，间距不应大于9 cm，中间不得加装横杆，以避免婴幼儿攀爬
	台阶、斜坡和平台都装有保护垫以及防滑条和护栏
	室内的家具、婴幼儿使用的桌椅为儿童规格，且坚固稳定
	外墙、内墙无剥落、渗水现象，墙面附加物安全、无脱落风险且运作正常
	天花板无龟裂、剥落下陷，无漏水现象，天花板附加物牢固安全、无脱落风险且运作正常
	地面平坦不滑，干燥、清洁，无裂痕、破损，无积水（渗水）现象（或铺设易于清洁的软垫）
	浴厕清洁无异味，地板保持干燥，有肥皂或洗手乳液等净手设备，有防止交互感染的干手设备
	橱、柜、桌、椅、架等表面及边缘完整平滑，安置稳固牢靠，不易晃动、倾倒，尖角安装防护措施
	婴儿床的下拉式护栏装有锁，板条不得超过易拉罐的宽度，床垫坚固且紧密贴合（每侧间隙小于两指宽度）
	所有游乐设备（包括沙盒、攀爬架、滑滑梯等）均适合婴幼儿发展，且牢牢地固定在地面上，没有锋利的边缘
	室内光线柔和，灯光不闪烁，有新风系统可用来通风换气，且通风性能良好
	消防通道通畅，方便出入，无杂物堆放
	户外场地地面平整。大型玩具或有易发生冲撞的玩具周边要放置软垫
	秋千、摇椅等摇晃的玩教具周围保持合理空间
	注意修剪户外场地周围的花草树木，距地面100 cm以下不能有尖锐树枝突出

用电	紫外线杀菌开关与电灯开关分开、标识清楚
	电器设施功能正常，摆放合理（含插座、管线、电器用品等）、安装牢固，且外观完整、无破损
	全部的电器用品置于婴幼儿无法触碰的地方或高处，电源开关插座要安装在离地 160 cm 左右位置或装有保护盖，避免婴幼儿接触
	无捆绑或以重物压住电线，无私自加接临时线路，或任意增设灯座及插座
饮水卫生	饮用水符合国家有关标准和规范，设备位置适当
	托育机构热水温控装置水温控制不高于 38 ℃

三、相关知识

应根据不同年龄段婴幼儿的发展需求在空间中投放材料，详见表 2-1-5。

表 2-1-5　婴幼儿月龄发展特点与材料投放需求

月龄	发展特点	材料投放需求
0~6 个月	婴幼儿尚不会四处移动，因此他们会看、听并依靠成人带他们看不同的风景和使用不同的游戏材料。适合这个年龄群体的玩具和材料应能刺激他们的感官知觉，吸引他们发展自我意识，并发展肢体	1. 明亮或对比强烈的颜色 [如抓握玩具、布袋木偶（由成人抓握）和壁挂]。 2. 有趣的形状和设计（如悬挂饰物和地板游戏毯）。 3. 可移动部件（如玩偶盒、环上的塑料圆盘、联锁环和波普珠）。 4. 闪亮的反光表面（如在婴儿床或靠近尿片台的墙壁上悬挂不易破损的镜子）。 5. 喧闹的部件（如摇铃、手腕脚踝的铃铛、锅碗瓢盆、音乐盒和吱吱作响的玩具）。 6. 有触觉的表面（如纹理球和可清洗的布娃娃）。 7. 儿童无法吞咽的大型"可咀嚼"材料（如可清洗的柔软动物玩具和布书）
6~12 个月	除了匍匐、爬行有利行走之外，学步婴幼儿正在发展接受和创造语言的技能，并且可以越来越多地使用自己的双手来实现目标。向这个年龄群体提供的材料应能吸引儿童探索、尝试，并让他们获得自我奖励	1. 在上方、下方和中间爬行（如低矮、有柔软填充物的攀爬平台、隧道和空箱子）。 2. 在其他设备辅助下行走（如购物车、手推车和割草机等推拉玩具）。 3. 投掷（如抓握纹理球、拍打球和捏响球）。 4. 发展精细动作技能（如大号记号笔、沙锤、包含 2~4 个有把手图块的拼图、木偶、堆叠玩具和串在一起的小球形物件）。 5. 涂鸦和观察印刷文字 [如大蜡笔或水彩笔和大张纸，小书（布书、塑料书、纸板书）]。 6. 尝试熟悉的角色（如手机、具有民族特征和肤色的玩偶、摇篮、碗碟和罐子、钱包和手提包，以及方向盘）。 7. 解决问题（如嵌套篮、活动篮、纹理垫、堆叠环锥）

月龄	发展特点	材料投放需求
12~18个月	婴幼儿在各方面都很活跃。除了行走、踢腿和投掷外，他们还喜欢进行推拉。同时，他们还喜欢倾倒、拉扯、堆叠和拆卸大多数物品。他们变得越来越独立，喜欢独自玩耍或与成人一起玩耍	1. 倾倒和重新装满（如装满线轴或珠子的桶、不同大小的容器以及可放入内部的物品；玩具自卸车）。 　　2. 推、拉、骑（如载有多个物品的推/拉玩具、洋娃娃手推车、小货车、购物车、大型卡车和可操纵的骑乘车）。 　　3. 构建（如由布料、橡胶或塑料制成的大积木、木质单元积木、大型塑料互锁积木）。 　　4. 锻炼精细动作技能（如可以串起来的线轴或珠子、钝尖剪刀、绘画用宽刷、水彩笔、坚固的蜡笔、娃娃、交通玩具、抓握玩具、由3~5张图片组成的简单的带把手拼图、活动盒、匹配棋牌游戏、纸板书和乐器）。 　　5. 角色扮演（如装扮服装和配饰、医疗道具、婴幼儿护理用品、游戏食品和器具、娃娃、小型真实车辆和橡胶动物）
18~36个月	此时的婴幼儿精力充沛，非常好动，可以做很多大肌肉活动。这个年龄段的婴幼儿通常独自玩耍或与一两个其他婴幼儿一起玩，并且才刚刚开始学习如何分享和轮流玩耍。他们开始产生好奇心，正更加深入地了解语言和数字，并且大多数情况下渴望独立	1. 练习和获得新的精细动作技能（如带大钉子的小钉板、匹配和整理类玩具、粉笔和黑板、水彩笔、蛋彩画颜料和画笔、钝尖剪刀、橡皮泥和用具、指画颜料、色浆水彩笔和大纸张、蛋彩画颜料、钝尖剪刀、橡皮泥、指画颜料、色浆以及胶水）。 　　2. 在真实情境下使用数字和字母（如图画书、拼装拼图、乐透游戏、巨型多米诺骨牌、行军和整理类游戏、水彩笔和纸张、磁力字母和数字）。 　　3. 跑步、跳跃、推动、拉动、奔跑和骑行（如球、三轮车、大型纸板积木、骑乘车辆、脚踏车、障碍赛道和攀爬架）。 　　4. 玩假扮游戏（如装扮服装和配饰、不易破碎的全身镜、娃娃、儿童家具、玩具吸尘器等家务清洁设备、木质/塑料/橡胶的人物和动物图画、木偶以及儿童家中存在的或与主题或研究课题相关的物品等）。 　　5. 探索因果关系（如沙水游戏道具，勺子、漏斗和杯子；可以分开、合上、打开和/或关闭的玩具；节奏棒、鼓和手鼓；以及带有大块积木的构建套装）

单元二 环境与物品的清洁和消毒

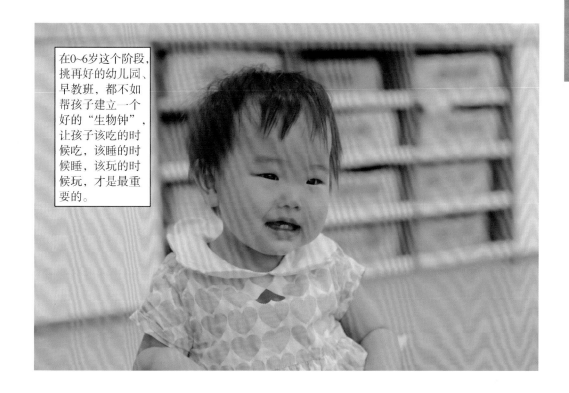

在0~6岁这个阶段，挑再好的幼儿园、早教班，都不如帮孩子建立一个好的"生物钟"，让孩子该吃的时候吃，该睡的时候睡，该玩的时候玩，才是最重要的。

任务一 日常清洁规范与要求

0~3岁是婴幼儿生长发育最为迅速的时期，各项生理机制有待发育成熟。处于这一时期的婴幼儿抵抗力较弱，易患病。因此，把好疾病防御关、做好清洁消毒工作是婴幼儿健康快乐成长的基础保障，也是托育园日常工作的重中之重。

定时定期地对托育园的场地、物品等进行清洁和消毒是预防传染病发生、控制传染病蔓延、保障婴幼儿安全的有效手段之一。因此，学习并掌握如何对婴幼儿的活动场所以及各类设施设备、物品等进行清洁和消毒，就显得十分重要。

一、情境案例

进入深秋之后昼夜温差较大，空气干燥，呼吸道疾病悄然来袭，很多小孩子都中招了。许多小朋友刚入园没几天，就感冒了，不断咳嗽、流鼻涕、发热。

二、问题呈现

托育园所中常见物体和环境有什么清洁规范与要求？

三、问题解决

托育机构日常清洁规范的要求见表 2-1-6。

表 2-1-6　托育机构日常清洁规范与要求

消毒对象	物理消毒方法	化学消毒方法	备注
空气	每日开窗通风不得少于 2 次，每次不得少于 10 分钟	—	在室外气温适宜、空气质量较好、保障安全性的条件下，应采取持续开窗通风的方式
	采用紫外线杀菌灯进行照射消毒，每日 2 次，每次持续照射 60 分钟	—	1. 不具备开窗通风空气消毒条件时使用。 2. 应使用移动式紫外线杀菌灯，按照 1.5 W/m³ 的标准计算紫外线杀菌灯管需要量。 3. 禁止用紫外线杀菌灯照射人体体表。 4. 使用反向式紫外线杀菌灯，在室内有人、环境持续照射消毒时应使用无臭氧紫外线杀菌灯
空调过滤网	—	请专业人士进行清洁消毒的时候，配置有效氯浓度为 250~500 mg/L 的含氯消毒剂将滤网浸泡 30 分钟后用清水冲净晾干，每月进行一次清洁和消毒	在疫情防控期间，暂停使用中央空调。对于出风口等地方，每天用有效氯浓度为 250~500 mg/L 的含氯消毒剂擦拭，作用 30 分钟后用清水擦拭干净
餐（炊）具、水杯	煮沸消毒 15 分钟或蒸汽消毒 10 分钟	—	煮沸消毒时，被煮物品应全部浸没在水中；蒸汽消毒时，被蒸物应疏松放置，水沸后开始计算时间
	餐具消毒柜、消毒碗柜消毒按产品说明使用	—	1. 使用符合国家标准的产品。 2. 保洁柜无消毒作用，不得用保洁柜替代消毒柜进行消毒
	—	使用次氯酸钠类消毒剂消毒，使用有效氯浓度为 250 mg/L，浸泡消毒 5 分钟	1. 对餐具必须先去除残渣、清洗后再进行浸泡消毒。 2. 消毒后，用生活饮用水将残留的消毒剂冲净

消毒对象	物理消毒方法	化学消毒方法	备注
地面、物品表面	—	1. 地面可用含有效氯浓度为 250~500 mg/L 的含氯消毒剂拖拭，作用 30 分钟后再用清水拖拭干净。 2. 桌椅、门窗、洗手盆、台面等高频接触的部位可选用擦拭、喷雾的方法，一般选择有效氯浓度为 250~500 mg/L 的含氯消毒剂作用 30 分钟后，再用清水擦拭干净，每天至少一次，开关、门把手、楼梯扶手、电梯按钮、坐便器座圈、冲水按钮、水龙头要尽量做到一人一用一消毒，每次使用之后用酒精棉片擦拭	
毛巾类织物	用洗涤剂涮洗干净后，置于阳光直接照射下暴晒干燥	—	1. 暴晒时不得叠放。 2. 暴晒时间不少于 6 小时
	煮沸消毒 15 分钟或蒸汽消毒 10 分钟	—	1. 煮沸消毒时，被煮物品应全部浸没在水中。 2. 蒸汽消毒时，被蒸物品应疏松放置，水沸后开始计算时间
	—	使用次氯酸钠类消毒剂消毒	消毒时将织物全部浸没在消毒液中，消毒后，用生活饮用水将残留的消毒剂冲净
抹布	煮沸消毒 15 分钟或蒸汽消毒 10 分钟	—	1. 煮沸消毒时，抹布应全部浸没在水中。 2. 蒸汽消毒时，抹布应疏松放置
	—	使用次氯酸钠类消毒剂消毒。 使用有效氯浓度为 400 mg/L，浸泡消毒 20 分钟	消毒时将抹布全部浸没在消毒液中，消毒后，可直接控干或晾干存放；或用生活饮用水将残留的消毒剂冲净后控干或晾干存放

消毒对象	物理消毒方法	化学消毒方法	备注
餐桌、床围	—	使用次氯酸钠类消毒剂消毒	1. 可采用表面擦拭、冲洗的消毒方式。 2. 餐桌消毒后，要用生活饮用水将残留的消毒剂擦净。 3. 家具等物体表面消毒后，要用生活饮用水将残留的消毒剂去除
玩具、图书	每周至少通风晾晒一次	—	在婴幼儿离园后用有效氯浓度为250~500 mg/L 的含氯消毒剂浸泡30分钟后用清水冲净晾干
	—	使用次氯酸钠类消毒剂消毒。 使用有效氯浓度为100~250 mg/L，表面擦拭或浸泡消毒10~30分钟	根据污染情况每周至少消毒1次
便盆、坐便器与皮肤接触部位、盛装吐泄物的容器	—	使用次氯酸钠类消毒剂消毒。 使用有效氯浓度为400~700 mg/L，浸泡或擦拭消毒30分钟	1. 必须先清洗后消毒。 2. 浸泡消毒时，将便盆全部浸没在消毒液中。 3. 消毒后，用生活饮用水将残留的消毒剂冲净后控干或晾干存放
体温计	—	使用75%~80%酒精溶液、浸泡消毒3~5分钟	使用符合《中华人民共和国药典》规定的酒精溶液

任务二 地面和桌面的清洁与消毒

一、情境案例

托育机构在招聘时，要求应聘人员对环境进行清洁与清毒。其中一人在进行桌面清洁时，只是用热水擦拭了一遍；进行地面清洁时，只用扫帚将垃圾扫掉，又拖了一遍地，就报告说任务完成了。负责招聘的教师打了一个不合格。

二、问题呈现

（1）托育机构工作人员如何清洁消毒地面和桌面？

（2）使用84消毒液时应注意哪些事项？

三、问题解决

问题1：托育机构工作人员如何清洁消毒地面和桌面？

（一）地面消毒的准备与实施

1. 准备

（1）工具材料准备：2个水桶、2个拖把，水桶上标有"消毒""清水"的字样或用不同颜色来区分功能；84消毒液、拖把、水、水桶、防护用品等。

（2）人员准备：托育机构工作人员着装规范，具备清洁和消毒的相关知识和操作技能。

2. 实施

（1）消毒的程序为"清—消—清"三步。

①第一步：先用扫帚把地面的灰尘和垃圾清扫干净，用清水拖地。

②第二步：取适量的冷水于桶中，按照1∶29的比例将84消毒液和水调配均匀备用。通俗理解就是在半桶水里加入4瓶盖84消毒液。

注意：注意做好个人防护，如佩戴口罩、手套，不穿拖鞋；将拖把浸泡在装有配好84消毒液的桶中（拖把需完全浸没）浸泡20分钟；然后按照正常方法拖地就可以了。

③第三步：用清水清洗并晾晒拖把。

（二）桌面消毒的准备与实施

1. 准备

（1）工具材料准备。

①2个水盆，上面标有"消毒""清水"的字样或用不同颜色来区分功能。

②4块毛巾。其中2块清水毛巾，2块消毒毛巾。

③量杯2个，其中一个为带刻度的水量杯，另一个为带刻度的小型消毒液量杯。

（2）人员准备：托育机构工作人员着装规范，具备清洁和消毒的相关知识和操作技能。

2. 实施

桌面清洁和消毒的程序为"清—消—清—清"四步。

（1）第一步：用清水擦洗桌面。

穿开饭专用服装，洗净双手，先用一块清水毛巾擦桌面，将毛巾对折，采用"几"字形擦拭法擦桌子，要求不花擦、不漏擦，擦拭完桌面再擦桌边。擦完一张桌子后，清洗一次毛巾，再用同样的方法依次擦其他桌子，不能一擦到底。

（2）第二步：用消毒水擦洗。

①按照说明比例进行具体操作，按1∶200的比例配置好84消毒液。

（说明：遇到特殊情况，如传染病高发期，班级中感冒的婴幼儿多时，应提高消毒液浓度，按1∶150的比例配置消毒液。具体以园所保健室的通知为准。）

②用消毒水擦洗，即用浸过84消毒液的毛巾擦洗桌子。

③进行消毒时请注意通风，避免产生呼吸不适的症状。

（3）第三步：用清水擦洗。与用消毒水擦洗间隔10分钟，方法同上。

（4）第四步：再用清水擦洗，整个过程不仅要擦洗桌面，桌子的边角也都要擦洗到。

问题2：使用84消毒液时应注意哪些事项？

（1）84消毒液具有一定的腐蚀性，必须稀释后才能使用。

（2）不能频繁使用84消毒液清洗地板，易对地板造成损伤。

（3）84消毒液主要成分为次氯酸钠，宜用凉水现用现配制，一次性使用。勿用50 ℃以上的水配制，热水会加速氯的挥发，减弱消毒效果。配兑时先加水，后加消毒液。

（4）严禁把84消毒液与其他洗涤剂或消毒液混合使用，因为这样会产生剧烈的氧化还原反应并生成氯气，从而引起氯气中毒。

（5）84消毒液必须放在婴幼儿够不着的地方，避免发生意外。

（6）使用时请佩戴好口罩和手套，不要用手直接接触84消毒液的原液或近距离闻原液。

四、相关知识

1. 消毒液日常使用和疫期使用配比及使用要求

消毒液首选无毒无害的次氯酸类消毒液，可以进行全方位空气消毒、衣物消毒等。

2. 84消毒液的配比方法

（1）日常使用配比：配制有效氯浓度为250 mg/L的消毒液，84消毒液和水的比例为1∶200。

（2）疫情使用配比：配制有效氯浓度为500 mg/L的消毒液，84消毒液和水的比例为1∶100。

任务三　玩具的清洁与消毒

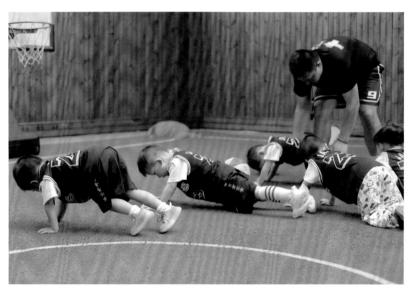

一、情境案例

周五放学后，老师将小朋友们平时玩的玩具进行了一次集中清理，先将塑料玩具放入稀释后的消毒水中，浸泡过后用清水冲洗干净，晾干，又把毛绒玩具放到太阳下暴晒。

二、问题呈现

（1）托育园的玩具按材质一般可以分为几类？

（2）各类玩具的消毒方法分别是什么？

三、问题解决

问题1：托育园的玩具按材质一般可以分为几类？

就其材质来说，常见的儿童玩具有塑料玩具、毛绒玩具、木质玩具、金属玩具等。

问题2：各类玩具的消毒方法分别是什么？

各类玩具的消毒方法见表2-1-7。

表2-1-7 各类玩具的消毒方法

玩具种类	消毒方式	消毒周期
毛绒玩具	水洗消毒	使用清水洗或者加入清洗剂清洗，清洗好之后用干净的布擦干表面水分，然后放在太阳下暴晒。毛绒玩具不建议使用消毒水浸泡清洗，容易有消毒水残留并被幼儿误食。水洗的周期一般为每个月1次
	日晒消毒	天气晴朗可以把毛绒玩具放在太阳下暴晒1~2小时，每周太阳暴晒4~6小时
	紫外线消毒	每天用紫外线消毒1小时
塑料、树脂类玩具	含氯水浸泡消毒	先用清水冲洗，除去灰尘，然后将84消毒液与水按照1∶200的比例配置（一般稀释浓度2‰~5‰，即1 000 mL水里放2~5 mL84消毒液）。浸泡时间10~30分钟，被消毒物品要全部浸没在水中，消毒以后再用大量流动清水冲洗干净，最后将玩具用清洁的布擦干净或晾干。消毒周期为每周一次。（塑料玩具不建议长时间暴晒，放在通风处晾干即可）
	紫外线消毒	每天用紫外线消毒1小时
木质玩具	含氯水擦拭消毒	先把84消毒液按照1∶200的比例稀释，然后戴上手套用毛巾蘸取适量的消毒水擦拭木制玩具表面，半小时后再用清水擦拭，然后放到太阳下晒干或者采用酒精含量为75%的消毒湿巾由表及里擦拭玩具2~3遍，最后放到通风处晾干。消毒周期每周1次。（木质玩具不建议用水浸泡、长时间暴晒。在潮湿的环境下容易发黑霉变，所以要把木质玩具放在通风的位置，保证木质玩具的干燥）
	紫外线消毒	每天紫外线消毒1小时
泡沫积木玩具	酒精擦拭消毒	泡沫玩具容易沾染灰尘，可以用软毛刷在水流下刷洗，灰尘比较容易洗掉，然后用干净的毛巾蘸取酒精含量为75%的医用酒精消毒晾干（不可以放在阳光下暴晒，会褪色）
	紫外线消毒	每天用紫外线消毒1小时
金属类玩具	日晒消毒	用专用消毒液擦干之后，在阳光下暴晒，如果出现铁锈，需要及时用酒精擦洗
	紫外线消毒	每天用紫外线消毒1小时

四、相关知识

新买的玩具要消毒后再拿给婴幼儿。新玩具在生产过程中沾染病菌的机会非常多，经过清洁和消毒之后才能让婴幼儿玩得更安全。

项目二

生活照料

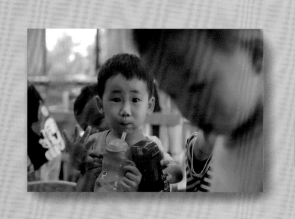

努力当一个单纯的陪伴者，比当一个知识的灌输者更重要，让孩子自主、自发地选择要玩的玩具、要做的游戏。

作为一名关心0~3岁婴幼儿成长的早期教育工作者，你一定已经了解婴幼儿成长的生理发展及心理发展需求。孩子人生幸福的底色来源于0~3岁这黄金1 000天。养育人能为婴幼儿提供发展与回应性的照顾，养育人能为婴幼儿提供满足他们生理和心理需求的积极照护实践，其核心是在日常生活中观察并敏感了解婴幼儿动作、声音、表情和口头请求的需求，并及时给予积极恰当的回应。

在工作实践中，保育师应如何满足婴幼儿所需的生长发育需求？不妨看看以下经验。

婴幼儿生活照料的重点：
（1）喂养：提供满足婴幼儿生长发育所需的营养。
（2）睡眠：确保婴幼儿有充足的睡眠。
（3）生活照料：确保婴幼儿得到高质量的保育照顾。

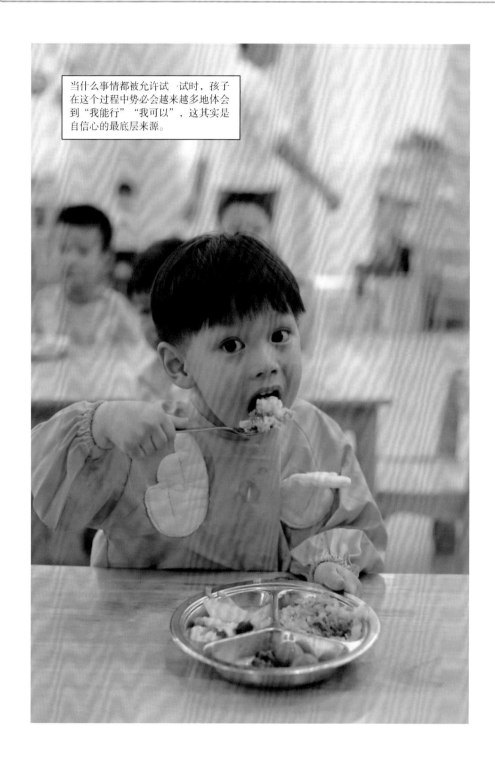

当什么事情都被允许试一试时，孩子在这个过程中势必会越来越多地体会到"我能行""我可以"，这其实是自信心的最底层来源。

任务一　母乳喂养

母乳是婴儿的最佳食品，母乳喂养是最理想的喂养方式。母乳中的钙、磷比例适宜，吸收、利用率高，有利于婴儿牙齿和骨骼的发育。母乳中的蛋白质和脂肪颗粒小，容易被消化。母乳中所含的乳糖比其他乳类多。由于直接喂哺，母乳中的维生素 C 和维生素 B_1 等营养素未被破坏，优于其他需加热、消毒的奶类。

一、情境案例

午睡醒来后，7 个月的仔仔突然哭闹起来，保教老师将他轻轻抱起来，发现小家伙动着小胳膊，身体发紧，用手轻轻触碰嘴角，同时还伴有转头觅食、吸吮的动作，而且表现得十分急切。老师知道仔仔饿了，笑着安抚他说："我的小乖仔，不急不急，妈妈给你留着奶呢，马上喂你吃哦！"仔仔似乎听懂了什么，安静了下来。另一位保教老师赶紧从冰箱里取出母乳，准备热一下后给仔仔吃。请问你知道如何温奶和喂奶吗？

二、问题呈现

（1）温奶前应做哪些准备？

（2）温奶的步骤有哪些？

（3）如何给宝宝喂奶？

三、问题解决

问题 1：温奶前应做哪些准备？

要进行环境、设施、人员三方面的准备。

（1）环境准备：整洁、安全、温湿度适宜。

（2）设施设备：母乳、已清洁消毒过的奶瓶、温奶器和水等温奶所需用品。

（3）人员准备：保育师着装整洁，具备温奶和喂奶的相关知识和操作技能。

问题 2：温奶的步骤有哪些？

（1）充分清洁双手，保证手部干净。

（2）从冰箱里取出母乳，倒出婴幼儿所需的母乳量到奶瓶中，盖紧盖子。

（3）温奶方法。

①隔水烫热法。

将冷藏过的母乳容器放进温热的水里浸泡，使奶吸收水里的热量而变得温热。浸泡时，要时不时晃动容器使母乳受热均匀。

如果是冷冻母乳，要先泡在冷水解冻，然后再像冷藏母乳一样烫热。

②温奶器加热。

把温奶器的温度设定为 40 ℃，隔水加热母乳，这样更容易掌握温度。

③恒温调奶器。

使用恒温调奶器，温度设定为 40 ℃，加热母乳。如果用的是冷冻的母乳，可能会出现分层的现象，这是正常的，只要在喂食前轻轻摇晃将其混合均匀就可以了。

问题 3：如何给宝宝喂奶？

（1）给宝宝戴上围兜，拿一条宝宝专用小毛巾，随时擦掉溢出来的奶液。

（2）抱着宝宝，让他成半直位，用奶嘴轻碰孩子嘴巴，他会用嘴含住奶嘴开始吸奶，保持奶瓶倾斜，让奶嘴中充满奶液，这样宝宝就不会吸入空气。

（3）喂奶过程中，如果奶嘴变扁平，应轻轻将奶嘴拉出来，旋转奶瓶盖，让奶瓶中进一点空气。

（4）喂好后，要将宝宝竖托抱起，让宝宝的头靠在老师肩部，轻轻地拍宝宝的背部，帮助宝宝打嗝，排放在吃奶过程中进入胃里的气体，防止胀气和溢奶。

（5）观察宝宝喝奶的情况，并将情况记录在本子上。

四、相关知识

（一）母乳的益处

1. 母乳喂养可使婴儿少生病

（1）母乳含有抗体，可增强婴儿的抗病能力。

（2）健康母亲所分泌的乳汁，干净无菌，喂哺简便，不会受环境中病菌的污染。

（3）母乳喂养的婴儿不易患过敏性疾病，如婴儿湿疹。

（4）母乳不易造成龋齿。母乳中含有的成分是乳糖，乳糖不会在口腔里分解，而是在小肠里分解吸收，因此不会造成龋齿。

2. 母乳更有利于大脑的发育

（1）母乳含有丰富的牛磺酸。牛磺酸是促进脑细胞发育的重要物质。

（2）母乳含有较多的乳糖，而脑细胞需要利用乳糖所提供的热能。母乳喂养能为婴儿提供较多的热量。

3. 母乳喂养有利于建立亲子关系，可增加婴儿的安全感

4. 母乳喂养对母亲也有益

（1）婴儿吸吮乳汁，可促使母亲子宫收缩，有利于子宫复原，减少产后出血。

（2）哺乳的母亲日后患乳腺癌的概率较未哺乳的母亲低。

（3）哺乳的幸福感是只有母亲才能享受到的。

（4）哺乳可消耗母体多余的脂肪，有利于产后体型的恢复。

（二）母乳的保存方法和时间

母乳的保存分常温下保存、冷藏、冷冻三种。常温下保存母乳容易变质，常温是在

22~24 ℃下将挤出的乳汁保存，最长可保存 4 小时，超过 4 小时容易变质。冷藏的乳汁最长可以保存 3 天（在冰箱温度–5 ℃以下保存）。如果是冷冻，乳汁相对保存的时间会较长，一般在冰箱温度为–18 ℃以下时，可以保存 2 个月，建议最好直接用母乳喂养婴幼儿。

（三）喂奶的环境要求

1. 光线的影响：光线会影响宝宝情绪

喂奶时应该在光线柔和、亮度适当的环境里进行。因为，婴幼儿的大脑和眼睛还未发育完善，不能耐受外界光线的刺激，明亮的或过于黑暗的环境，都可能影响宝宝的情绪，进而影响他们的食欲。

2. 声音的影响：噪声易让宝宝分心

宝宝对声音非常敏感，噪声很容易让他们分心，难以集中精力吸吮乳汁。所以，安静的环境可是宝宝们的最爱。

3. 气温的影响：气温会影响食欲和消化

宝宝的皮肤很薄，体温的调节能力差，所以，外面环境的冷热对他们的影响很大。温度太高了，宝宝可能吃不下东西；在过低温度下喂奶，吮乳汁时会把冷空气吸入，可能造成消化不良。

4. 嗅觉的影响：异味影响宝宝食欲

虽然宝宝还很小，但是鼻子的功能却发育得很好，凭气味他们就可以找到妈妈。对进餐时周围的气味也是很挑剔的，如果在吃奶的时候闻到了刺鼻的、难闻的气味，会严重影响他们的食欲。

所以，要注意喂奶的环境，特别要注意去除新房装修散发的难闻气味、有强烈刺激的某些花草散发的气味以及喂养人自身可能散发的体臭。

5. 喂养人的情绪影响：消极情绪导致宝宝拒绝吸吮

喂养人心情不好、生气了、哭泣了，宝宝都能感受到，让他们没有安全感，感到恐惧，甚至哭闹，拒绝吸吮。所以，喂养人在给宝宝喂奶时一定要把情绪调整好。另外，宝宝还能从喂养人的眼光、话语、歌声和抚摸中感受到爱和关注，感到安全和温馨。

（四）戒午奶

随着年龄的增长，婴幼儿饭量开始上升。吃的食物也开始多元化。2~3 岁的婴幼儿，以饭菜为主要食物，以奶粉为辅助。为了保证婴幼儿摄入足够的营养和奶量，可以由原来的一天三顿奶，逐渐减少为一天两顿奶，以早晚喝为宜，中午的奶可以逐渐少喝甚至不喝。

任务二　配方奶喂养

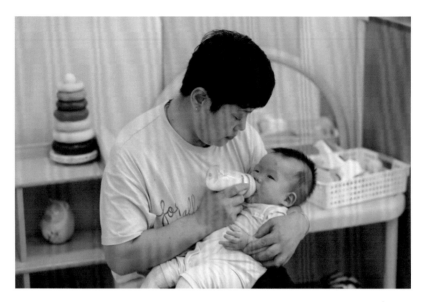

当母乳不能满足婴幼儿需要时，可以采用配方奶作为母乳的替代手段，满足婴幼儿生长发育中所需的营养。

一、情境案例

囡囡哭闹不止，保教老师检查后发现她没有尿湿尿不湿，把她抱起来依然在哭，还不停地动着小胳膊。老师知道囡囡饿了，轻轻拍拍她说："小囡囡，老师马上给你泡奶哦！"另一位老师赶紧从包里取出囡囡的奶粉和奶瓶，准备泡奶给仔仔喝。请问你知道如何泡奶吗？

二、问题呈现

（1）泡奶前应做哪些准备？

（2）泡奶的步骤有哪些？

（3）如何给宝宝喂奶？

三、问题解决

问题 1：泡奶前应做哪些准备？

（1）环境准备：整洁、安全、温湿度适宜。

（2）设施设备：宝宝的个人奶粉、已清洁消毒过的奶瓶、搅拌棒、适宜泡奶的热水等温奶所需用品。

（3）人员准备：保育师着装整洁，具备泡奶的相关知识和操作技能。

问题 2：泡奶的步骤有哪些？

（1）充分清洁双手，保证手部干净。

（2）取出宝宝个人的奶瓶（不污染奶嘴为最高原则），核对宝宝奶粉罐上的名字与保存期限、确认宝宝奶量。

（3）倒水倒奶粉（倒水时平视看水量，舀奶粉时奶粉勺抚平）。

（4）及时盖好奶粉盖、奶瓶盖。

（5）摇晃奶瓶，使奶粉充分泡开。

（6）检查奶瓶是否外漏。

（7）用手腕试温。

问题 3：如何给宝宝喂奶？

（1）给宝宝戴上围兜，拿一条宝宝专用小毛巾，随时擦掉溢出来的奶液。

（2）抱着宝宝，让他成半直位，用奶嘴轻碰孩子嘴巴，他会用嘴含住奶嘴开始吸，保持奶瓶倾斜，让奶嘴中充满奶液，这样宝宝就不会吸入空气。

（3）喂奶过程中，如果奶嘴变扁平，应轻轻将奶嘴拉出来，旋转奶瓶盖，让奶瓶中进一点空气。

（4）观察宝宝喝奶情况，喂奶过程应注意孩子唇色反应，即使可自行喝奶的孩子也需要注意喝奶情形，并将情况记录在本子上。

（5）喂奶时间不超过 30 分钟（实际执行时约以 20 分钟为基准），奶品的放置回温时间不超过 1 小时。

四、相关知识

（1）使用配方奶喂养不同年龄段婴幼儿所需的奶量标准如图 2-2-1 所示。

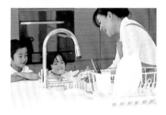

0~6月
水量需求：奶类为主，
水在喝奶后和清洁口腔
时尝试接触；
奶量/次数：每日5~6次，
每次120~180 mL

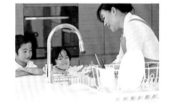

6~12月
水量需求：约1 000 mL/日
（奶类为主，水约100 mL）
奶量/次数：每日4~5次，
每次180~240 mL

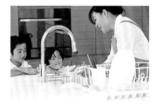

12~24月
水量需求：约1 200 mL/日
（奶约480~600 mL，水约
200 mL以上）
奶量/次数：每日2~3次，
每次180~240 mL不等

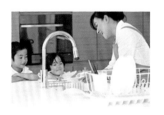

24~36月
水量需求：约1 300 mL/日
（奶约500 mL，水约400 mL
以上）
奶量/次数：每日1~2次，
每次180~240 mL不等

图 2-2-1　奶量知多少

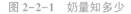

（2）保育师工作小贴士：

班里小朋友较多，保育师不一定能记住所有宝宝的个人奶粉，因此，保育师通知家长携罐和奶瓶等，建议家长携带整罐配方奶，应在容器外面写上以下内容：婴幼儿姓名；开封日期；每匙容量、冲泡水温；泡的奶量。

任务三　辅食添加

随着婴幼儿月龄的增加，乳类中所含热能、蛋白质和其他营养素就不能满足婴幼儿的生长发育需要，因此需要按时添加不同的辅食，以补充营养素的不足。添加辅食还可以锻炼婴幼儿胃肠道消化能力，为断奶打基础。

一、情境案例

仔仔 6 个月啦，最近一段时间老师按照平常的量给仔仔喂奶，他吃完都表现出还没吃饱的样子，原来每隔 3 小时喂一次，最近喝完奶 2 小时就饿了。老师这周已经将仔仔的奶量从 120 mL 增加到了 150 mL，但仔仔仍然饿得比较频繁。老师判断仔仔可能是准备好要添加辅食了。请问你知道如何给宝宝添加辅食吗？

二、问题呈现

（1）添加辅食的时间如何把握？
（2）添加辅食有哪些注意事项？

三、问题解决

问题 1：添加辅食的时间如何把握？

添加辅食的时间最早不能早于 4 个月，最晚不能晚于 8 个月。添加辅食最合适的时间是婴幼儿 6 个月时，婴幼儿满 6 月龄时，胃肠道等消化道器官已相对发育完善，可消化母乳以外的多样化食物。同时，婴幼儿的口腔运动功能和味觉、嗅觉、触觉等感知觉发育成熟，挺舌反射现象消失，用勺子喂食时会张开嘴。

问题 2：添加辅食有哪些注意事项？

1. 添加辅食应遵循的基本原则

（1）由一种到多种，每引入一种新食物应适应 2~3 天，密切观察是否出现呕吐、腹泻、皮疹等不良反应，适应一种食物后再添加其他新食物。

（2）从少到多，逐渐增加食物的种类和量。

（3）质地从细到粗、由稀到稠、从泥→末→碎→成人食品，逐渐让他学会咀嚼、吞咽等技能。（准备道具：辅食的样品）

（4）最初的辅食添加是定时不定量，培养婴儿根据意愿主动进食的习惯，不强迫，即顺应性喂养。

2. 添加辅食的顺序

（1）5~6个月。

第一口辅食应吃高铁米粉，补充宝宝需要的铁质。可搭配核桃油，脂肪酸的比例更容易被宝宝吸收。米粉从稀糊状→酸奶状→浓稠状，慢慢增加量和浓度。

蔬菜泥：吃米粉一周左右开始添加蔬菜泥，将蔬菜泥拌入米粉中即可。

水果泥：每天午睡后约15点左右添加，初添加建议从单一水果泥，慢慢过渡到混合水果泥。

（2）7个月。

辅食由一餐变为两餐（午餐10~11点，晚餐下午5~6点），开始添加肉类，先白肉后红肉从单一菜泥改为混合菜泥，尝试颗粒状的食物：短面、颗粒面等。

（3）8个月。

从1/4或1/8添加到整个蛋黄，8个月的宝宝可以引入手指状食物，为自主进餐做准备，辅食的性状也从泥糊状过渡到半固体。需要注意的是，添加辅食后，仍然给宝宝准备需要600~800 mL的奶量。

（4）9~10个月。

长牙期，食物可以吃柔软的固体食物或酥软的手指状食物，提高肉、蛋、青菜、谷薯的比例，每天摄入奶量需保持在500~600 mL。

（5）11~12个月。

辅食由两餐变为三餐，开始给宝宝做咀嚼型食物，如碎菜或颗粒肉末。

四、相关知识

（1）不要给1岁以内婴幼儿的辅食主动添加盐或糖。过早给他们加食盐会致使钠摄入过多，增加今后患高血压和心血管疾病的风险。早期加糖会增加龋齿的风险。

（2）1岁以内有湿疹（过敏）的婴幼儿辅食添加应注意不添加牛奶、鸡蛋蛋白、带壳的海鲜，大豆、花生等容易引发孩子过敏的食物。湿疹宝宝要晚些（至少8个月）开始尝试蛋黄，如果蛋黄不耐受，就要坚决停掉。患湿疹的宝宝的辅食也要控制添加频率，避免过快增加品种，这样有助于湿疹的控制。

任务四　独立进餐指导

随着精细动作技能的发展和对独立的渴望，1岁的婴幼儿渴望而且能够自主进食。为了加强婴幼儿日益增长的独立性，应为他们提供健康、营养的正餐和点心，并鼓励他们独立自主进餐。

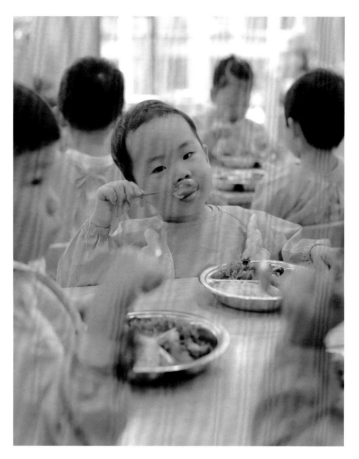

一、情境案例

在上午的点心时间，2 岁 9 个月的天天面对老师放在自己盘中的桑葚，说："我不要。黑的，太难看了。"老师对他说："天天，试试看，很好吃的！"天天摇摇头，说："不要，手会脏的。"然后，他很快喝完酸奶，又去餐台拿了一罐。老师发现后，及时阻止了他，并对他说："天天，喜欢吃的东西也不能一次吃太多。"

二、问题呈现

（1）指导婴幼儿独立进餐前应做哪些准备？

（2）如何对婴幼儿在园饮食记录进行记录与分析？

（3）如何根据饮食记录指导幼儿均衡饮食？

三、问题解决

问题 1：指导婴幼儿独立进餐前应做哪些准备？

一般来说，8 个月左右是婴幼儿自主进食的黄金期，是对食物充满好奇与探索的时期，但具体因人而异。一般来说，就是当婴幼儿看到家长手上拿什么东西都想去抓，会盯着大人的食物，模仿大人吃饭的动作或表情。当孩子释放想要自己吃饭信号的时候，家长要抓住他们自主进食的关键期，允许孩子自己尝试吃饭，且能够容忍孩子吃饭时的脏、乱、慢。

问题 2：如何对婴幼儿在园自主进餐进行记录与分析？

托育园的保教人员每日需将婴幼儿在园进餐（点心）时间吃的每样食物记录下来，并用大汤勺、杯子等工具，大致估算儿童吃掉的食物数量。接下来，制定一人份的食物量，便于后续计算食物摄取量之用。例如，一片面包=一人份，一个鸡蛋=一人份。

（一）分析婴幼儿是否存在明显的挑食行为

保教人员可以随机抽取午餐时间或点心时间，观察婴幼儿的整个进餐过程，对每餐提供的食物种类和儿童食用的食物做一下记录，然后计算儿童品尝食物的百分比。例如，午餐食谱包括米饭、鱼、番茄、花菜、生菜、豆腐，幼儿 A 只吃了米饭、鱼、番茄和豆腐四种食物，即幼儿 A 食用了 66.7% 的食物，教师可根据班级幼儿的具体情况，设定符合挑食标准的基准线，后续只需对存在挑食行为的儿童进行重点观察，记录其挑食的具体行为表现和拒绝品尝的食物，作为制定指导方案的依据。

（二）结合运动量检验食物摄取量是否适宜

教师选取婴幼儿活动充足的 1 小时或 2.5 小时进行观察，每名婴幼儿各观察 1 分钟，记录他们在这 1 分钟内的运动情况，建议观察 20~30 次。这里所指的运动是任何可以刺激肺部和心脏较剧烈的活动，包括跑、爬、快速骑车等相对较费力的可以调动全身的活动。结合婴幼儿的运动量，估算其食物摄入量是否适宜，见表 2-2-1。

表 2-2-1　每日食物摄取量

问题 3：如何根据饮食记录指导幼儿均衡饮食？

（一）帮助婴幼儿了解膳食均衡的重要性

教师可以与幼儿讨论有关营养的话题，帮助他们了解膳食均衡的重要性，改善挑食、厌食、多食等行为，和他们共同制定饮食目标。表 2-2-2 是一些可以和幼儿讨论的营养话题。

表 2-2-2　可与幼儿讨论的营养话题

讨论话题	讨论内容	饮食目标
饮食均衡	为什么要吃各种食物？挑食的危害是什么？	宝宝什么都要吃，不爱吃的少吃点
饮食与健康	厌食和多食有什么危害？	宝宝不贪吃
饮食与运动	运动的能量从哪里来？ 食物去哪里了？	多运动，不做小胖子
垃圾食品	什么是垃圾食品？ 垃圾食品为什么那么好吃，但不能多吃？	少吃垃圾食品

（二）制订合理的膳食计划

例如，1~3 岁的儿童每日进餐 4~5 次为宜，以早、中、晚三餐为主，在上、下午各安排一次点心时间，各餐食物摄取量占一日总量的比重建议如下：早餐占 25%~30%，午餐占 35%~40%，晚餐占 25%~30%，点心占 10%~15%。儿童各类食物每日摄入量可参考表 2-2-3。

表 2-2-3　儿童各类食物每日参考摄入量

食物种类	1~3 岁	3~6 岁
谷类	100~150 g	180~260 g
蔬菜类	150~200 g	200~250 g
水果类	150~200 g	150~300 g
鱼虾类		40~50 g
禽畜肉类	100 g	30~40 g
蛋类		60 g
液态奶	350~500 mL	300~400 mL
大豆及豆制品	—	25 g
烹调油	20~25 g	25~30 g

注：本资料来自《中国孕期、哺乳期妇女和0~6岁儿童膳食指南》（中国营养学会妇幼分会，2010 年）

（三）督促幼儿健康饮食

健康的饮食习惯需要从小培养，教师与家长需沟通、配合，达成"控制零食，养成吃好三餐好习惯"的共识。在园时，针对多食的幼儿，教师可以提供小份的食物，或将一份食物分成两份，使食物看上去多一些，并提醒幼儿慢慢吃，这样可以较有效地控制幼儿每餐摄入的食物总量。针对挑食或少食的幼儿，教师可以在餐前邀请幼儿一起准备食物，使他们对今天要吃的食物有一定了解，因为是自己的劳动成果，幼儿通常会愿意尝试一下，或多吃一点。同时，可以邀请幼儿一同参与餐桌规则的制定，比如"餐桌上的食物，每样都要尝一下""吃多少拿多少，不够再取"等。因为规则是自己制定的，所以幼儿更愿意遵守规则，也有利于幼儿自主性和独立性的发展。

四、相关知识

（一）婴儿的营养需求

1岁以内的婴儿，以母乳或配方奶作为主要营养来源，辅食占一日营养摄取量的比重并不高。1~2岁的幼儿每日能量的供应为4 600 kJ，2~3岁的幼儿为5 000 kJ；蛋白质每日40 g左右，其中优质蛋白质应占总蛋白的30%~50%。蛋白质、脂肪和碳水化合物供能分别占总能量的15%、25%和60%。

（二）1~3岁幼儿进食特点

1. 食欲较0~1岁婴儿略有下降

随着年龄的增长，生长速度减慢，与0~1岁婴儿相比，1~3岁幼儿的食欲略有下降。

2. 食欲波动大

1~3岁幼儿一日三餐进食量波动较大，如某日早餐吃得多、午餐吃得少，晚餐可能就会吃很多。研究显示：1~3岁幼儿每餐食物摄入量的差别可达40%，但一日的总能量摄入差别不大，只有10%的变化。

3. 心理行为影响大

1~3岁幼儿注意力的持久度不高，易被新鲜事物所吸引，探索欲强，有强烈的自我进食欲望。若不允许他们尝试自己吃饭，可能会产生不合作或违拗心理；同时，他们对食物的注意力下降，易被玩具、电子设备等吸引，导致食欲下降。

4. 进食技能影响明显

1~3岁幼儿的进食技能与前期的训练有很大的关联。若错过辅食添加时吞咽、咀嚼能力的训练，食物过于精细，1岁以后的幼儿可能会出现不愿进食固体食物或较硬食物的现象。

5. 家庭成员的影响明显

在愉快、轻松的家庭氛围中，幼儿会更易接受新的食物，也更愿意尝试自主进食。若强迫幼儿进食（如"不吃就不能出去玩"），或与幼儿吃饭讲条件（如"吃一口青菜，一会儿给你吃冰激凌"），则不易使幼儿养成良好的饮食习惯。

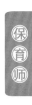

任务五 设计婴幼儿一日食谱

一、情境案例

托班午餐时间,很多幼儿都不愿意吃木耳、芹菜,老师询问原因时,小朋友说木耳一点也不好看,全是黑色的,而芹菜不好吃,嚼不动。老师及时将这个问题反馈给了营养中心。后续,营养中心优化了食谱,买来新鲜的特别嫩的芹菜切成小丁搭配肉和红色的胡萝卜,再把黑色的木耳剁碎加入细细的、绿色的西兰花再加上白色小块的山药。再搭配上五彩饭和玉米排骨汤。这一次,小朋友们都把饭菜吃得干干净净。

二、问题呈现

(1) 食谱有什么样的搭配和制作原则?

(2) 如何设计针对 6~12 个月、24~36 个月婴幼儿的一周春季食谱?

三、问题解决

问题 1:食谱有什么样的搭配和制作原则?

(1) 食谱的设计科学合理(合理的膳食结构和特点)。

(2) 膳食要营养平衡,满足婴幼儿对食物的需求。

(3) 食物要多样化,讲究色、香、味。

(4) 食物要有利于消化,在烹饪时要切碎煮烂,软硬适中。

(5) 结合时令、搭配合理。

问题 2:如何设计针对 6~12 个月、24~36 个月婴幼儿的一周春季食谱?

表 2-2-4 和表 2-2-5 分别是根据营养搭配和制作原则设计的 6~12 个月婴幼儿一周食谱、24~36 个月婴幼儿一周食谱示例。

表 2-2-4 6~12 个月婴幼儿一周春季食谱示例

	周一	周二	周三	周四	周五	周六	周日
早餐	奶、面包	奶、馒头	奶、豆沙包	奶、营养米粉	奶、蛋糕	奶、面包	奶、菜包
早点	奶、蛋	奶、蛋	奶、蛋	奶、蛋	奶、蛋	奶、蛋	奶、蛋
午餐	肉末菜粥(米、青菜、肉末、油)	菠菜肉末面(油、面条、菠菜、肉末)	厚粥(米、虾仁、豌豆泥、油)	荠菜肉末馄饨(油、面皮、荠菜、肉末)	厚粥(米、鸭肉末、胡萝卜、油)	菜心肉末水饺(油、面皮、菜心、肉末)	番茄肉末粥(米、番茄、肉末、油)
午点	奶、苹果	奶、香蕉	奶、猕猴桃	奶、火龙果	奶、橙子	奶、葡萄	奶、梨

	周一	周二	周三	周四	周五	周六	周日
晚餐	肝泥碎菜面（油、肝泥、面条、生菜）	厚粥（米、带鱼、茄子、油）	三色煨面（面条、肉末、青菜、胡萝卜、油）	厚粥（米、番茄、鳕鱼、油）	厚粥（米、肉末、豆腐、油）	厚粥（米、甘蓝、鸡肉末、油）	厚粥（米、鲳鱼、青菜、油）
晚点	奶	奶	奶	奶	奶	奶	奶

表 2-2-5　24~36 个月婴幼儿一周春季食谱示例

	周一	周二	周三	周四	周五	周六	周日
早餐	配方奶、韭菜蛋饼	配方奶、小笼包	配方奶、椰奶麦片粥	配方奶、果酱面包	配方奶、水果蛋糕	配方奶、香菇素菜包	配方奶、豆沙包
早点	配方奶、饼干、苹果	配方奶、饼干、猕猴桃	配方奶、饼干、香蕉	配方奶、饼干、梨	配方奶、饼干、橙子	配方奶、饼干、圣女果	配方奶、饼干、葡萄
午餐	玉米软饭、三色鸡丁（油、鸡肉、豌豆、胡萝卜）	银芽炒面（面条、豆芽、肉丝、金针菇、油）	六味馄饨（面皮、荠菜、肉末、虾仁、蘑菇、香干、香菇、油）	米饭、清炒鸡毛菜（鸡毛菜、油）、清蒸鲈鱼（鲈鱼、火腿丝）	海鲜煨饭（米、黄鱼、干贝、甘蓝、油）	血糯米饭（米、血糯米）、双蛋时蔬（油、菠菜、鸡蛋、皮蛋）	鲜虾意面（意大利面、虾仁、蘑菇、芝士、黄瓜、油）
午点	黑芝麻糊	蒸鸡蛋羹	山药粥	小馄饨	酒酿圆子	核桃小蛋糕	赤豆粥
晚餐	清花水饺（面皮、猪肉、黑木耳、金针菇、卷心菜、油）	米饭、西芹牛肉、麻香干丝（油、香干、胡萝卜）	米饭、五香鸭肝（鸭肝、香干）、茄子粉丝（油、茄子、粉丝）	扬州炒饭（米、叉烧肉、鸡蛋、芹菜、胡萝卜、油）	米饭、虾皮豆腐、双韭炒蛋（油、韭菜、韭黄、鸡蛋）	目鱼河粉（河粉、目鱼、橄榄菜、油）	米饭、番茄炒蛋（番茄、鸡蛋）、肉末炒西兰花（肉末、西兰花、油）
晚点	配方奶	配方奶	配方奶	配方奶	配方奶	配方奶	配方奶

四、相关知识

什么是带量食谱?

带量食谱定义是根据国家标准及儿童生长发育需要而制定的带有人均食物量的食谱，此种就被称为带量食谱。带量食谱最大的特点就是在旁边注明每种食物的用量。它可以更科学更准确地提供适合儿童生长发育需要的营养素。

任务六　饮水指导

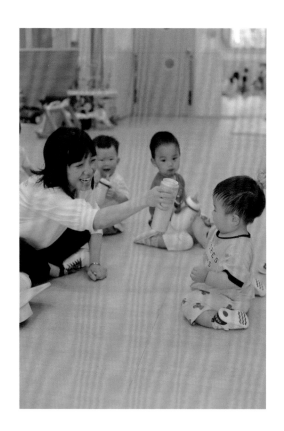

一、情境案例

午睡起床后，小朋友们都在喝水。这时，32 个月的乐乐拿着水杯走到老师面前，告诉老师自己水杯里的水太凉了。老师感到很吃惊，因为自己刚给乐乐的水杯里灌过热水，应该不会凉，但还是给乐乐换了温水。结果过了一会儿，乐乐又来跟老师说："杯子太重了，不要喝水。"老师不禁想到乐乐经常因为不想喝水而找各种理由，由于平时很少喝水，家长多次反映乐乐有口气，而且大便很干燥。

二、问题呈现

（1）为什么要记录婴幼儿的喝水情况？
（2）如何记录和指导婴幼儿喝水？

三、问题解决

问题 1：为什么要记录婴幼儿的喝水情况？

水是一切生命的重要组成物质，是人体组织、体液的主要成分。在人体组织中，血液中 90% 是水，肌肉中 70% 是水，骨骼中 22% 是水。婴幼儿受经验和认知水平所限，对饮水重要性的认知不足，往往要玩到渴极了才会喝水。因此，托育园的保教人员应养成对婴幼儿一日饮水量进行记录的习惯，并以此为依据提醒婴幼儿及时补充水分，让他们逐渐养成自主喝水的好习惯。

问题 2：如何记录和指导婴幼儿喝水？

（一）记录婴幼儿喝水情况

1. 观察、记录婴幼儿一日的饮水量

未添加辅食、纯母乳喂养的婴儿，母乳中的水分能满足婴儿一日所需水量，不用额外补充水分，因此只记录婴儿一日母乳的摄入量即可。人工喂养的婴儿，需在两次配方奶之间补充水分，并做好记录。

月龄较大的幼儿，教师可以通过水位贴贴纸、彩色串珠的形式，鼓励幼儿自主记录每次的饮水量。

2. 观察幼儿的排尿情况

通过观察幼儿一日的排尿次数、尿量和尿色，推断幼儿饮水量是否充足。1~3 岁儿童尿量为每天 500~600 mL/天，排尿次数为每天 10~15 次，颜色清亮微黄，若尿色深黄，需考虑适当增加饮水量。

（二）婴幼儿饮水的指导

1. 饮水时间的安排

除婴幼儿运动后，托育园在 10 点、午睡起床后和 15：00—16：00，教师需组织婴幼儿喝水；同时，还要提醒幼儿饭前半小时之内不要喝水，运动休息一会儿后再喝水。

2. 饮水前的准备

（1）准备温度适宜的白开水。

（2）为婴幼儿接好半杯水（100 mL 左右），并在每位幼儿的水杯上做好不同标记，摆放时，露出标记，水杯把手朝外。

（3）观察盥洗室的地面，保持干燥。

（4）用不同标记或图案划分出等待区、接水区、喝水区，培养婴幼儿有序喝水的常规。

3. 教师的支持

（1）创设家庭式的饮水环境。

如在饮水区提供小椅子、可爱造型的学饮杯等，为婴幼儿营造安心喝水的环境，帮助儿童逐渐适应托育园的饮水活动。同时，可以在饮水区贴上关好水龙头的图片，播放朗朗上口的儿歌"伸出手，拧呀拧，扭呀扭，用力关好水龙头"，帮助婴幼儿学会水龙头开关的正确方法。教师还可以在每个婴幼儿的杯子前贴上他们的大头贴，在饮水区的墙面上张贴正确握杯的图示，在饮水区的地面贴上小脚印等，帮助婴幼儿形成初步的规则意识。

（2）教师示范正确饮水的方法。

提醒婴幼儿端取自己的水杯喝水，接水时眼睛看着水杯，接半杯或 2/3 杯水，如果喝完了还想喝，再来倒。还可以通过日常活动和小集体活动等多种途径进行指导，如通过故事

《多喝白开水》《只倒半杯水》，小游戏"干杯""喂娃娃喝水"等逐步培养婴幼儿良好的自主饮水习惯。通过创设自然角"给植物宝宝喝水"，帮助婴幼儿体会"多喝水，好处多"。

（3）组织婴幼儿轮流喝水。

喝水前，建议教师以游戏的口吻激发婴幼儿喝水的愿望。组织婴幼儿轮流喝水，每组4~5名婴幼儿。随时提醒婴幼儿安静喝水，并及时肯定婴幼儿的良好喝水行为，对说笑、打闹的婴幼儿给予指导和纠正。

（4）给予个别照料。

针对患感冒、尿液偏黄、吃了较干硬食物或运动中出汗较多的婴幼儿，教师需及时提醒或帮助他们饮水。在季节转换时，在春季转入夏季，气温逐渐升高，身体对水分的需求量会明显增加，这时教师要提醒婴幼儿多喝水。

（5）寻求家长配合。

一方面，婴幼儿的饮水习惯受家人影响较大，如果家长偏爱饮料，婴幼儿也容易出现不爱喝白开水的现象。教师需提醒家长要为孩子做好榜样，平日自己多喝水，不用果汁、牛奶等替代白开水。另一方面，与家长充分沟通，保证婴幼儿在家时，也能在"最佳喝水时机"适量喝水，使婴幼儿逐步养成在"最佳喝水时机"喝水的习惯。

四、相关知识

（一）婴幼儿不愿饮水的原因

（1）家长的饮水习惯对婴幼儿的影响。家长习惯用饮料代替饮水，没有起到健康饮水的榜样作用。

（2）婴幼儿对饮水重要性的认知不足，没有主动喝水的意识。

（3）婴幼儿在家养成水杯送到嘴边喝水的习惯，缺乏锻炼自己握杯喝水的机会。

（二）饮水的重要性

水对于人体非常重要，它是珍贵的独一无二的万能溶剂，可以参与生命运动、排除有害毒素、帮助新陈代谢、维持有氧呼吸等。

水的生理功用如下。

（1）帮助消化：我们吃进嘴里的食物，需牙齿咀嚼和唾液润湿后，从食管进到胃肠，完成消化并被吸收的过程，这些环节都需要水分参与，加速体液对营养成分的溶解。

（2）排泄废物：食物的营养消化吸收后剩余的残渣废物，要通过出汗、呼吸及排泄的方式排出体外，这几种排泄方式都需要水分的帮助才能实现。

（3）润滑关节：人体关节之间需要有润滑液，来避免骨头之间的损坏性摩擦，而水则是关节润滑液的主要来源。

（4）平衡体温：当环境温度低于体温时，为了维持身体温度保证正常生理活动，体内水分会因缩小的毛孔减少蒸发而保留在体内；环境温度高于体温，水分就会通过扩张的毛细血管呼吸孔排出体外，降低体温。

（5）保护细胞：水能促进细胞新陈代谢，维持细胞的正常形态；保持皮肤的湿润和弹性。

（6）平衡血液：水能改善血液、组织液的循环，并有助于平衡血液的黏稠度。

五、托育园饮水的正确方法

（1）水温。托育园应为婴幼儿提供符合《生活饮用水卫生标准》的白开水，水温应控制在 30 ℃左右，冬季可适当提高，夏季可直接饮用常温水，不宜提供冰水或久存的开水。

（2）饮水时间。每日户外活动、午睡起床后，保教人员需引导婴幼儿饮水，建议上午、下午各安排 1~3 次集中饮水。餐前、睡前半小时保教人员尽量不要让儿童饮水，以免产生饱腹感，稀释消化液，影响食欲和营养吸收。

（3）饮水量。年龄越小的儿童，生长发育越旺盛，水的需求量也相对较大。1 岁以内的婴儿每日所需水量为 150 mL/kg，1~3 岁的幼儿为每日 125 mL/kg，全天总需水量为 1 250~2 000 mL。除在膳食中获取一部分水分外，还有 600~1 000 mL 的水需要通过直接喝水获得。通常儿童每日在园饮水量为 600 mL 左右，1~3 岁幼儿饮水量为每次 50~100 mL。若婴幼儿身体不适，或出汗过多，需酌情增加饮水量。

任务七 饮水容器选择

一、情境案例

吃点心时间到了，老师和往常一样放着《喝水歌》"手拿花花杯，喝口清清水……"，请每个小朋友寻找自己的水杯喝水。在水杯架上，小朋友们的水杯种类挺多，有奶瓶、鸭嘴杯、吸管杯、宽口杯等，小朋友们都拿上自己的杯子开心地接水，回到座位上，有的还相互碰杯，大口大口喝起来。

只有桃子（18 个月）皱着眉头很不开心。老师一看，桃子的新衣服上沾满了水渍，原来她的水杯并不是之前的奶瓶了，妈妈给桃子新买了一个宽口杯。桃子不太会使用，水全部倒在身上了。她感到很委屈……

二、问题呈现

（1）怎样根据婴幼儿的年龄选择合适的饮水杯？

（2）如何指导婴幼儿使用饮水杯？

三、问题解决

问题 1：怎样根据婴幼儿的年龄选择合适的饮水杯？

饮水需要循序渐进地学习，托育机构工作人员应懂得如何科学挑选饮水杯并适时指导家长，使宝宝能从奶瓶逐步过渡到各种水杯的使用，顺畅过渡饮水阶段。表 2-2-6 是不同年龄段婴幼儿适合的饮水杯分类。

表 2-2-6　不同年龄段婴幼儿适合的饮水杯分类

适合月龄	水杯种类	种类细分	说明
3~6 个月	奶嘴式学饮杯	—	奶嘴式学饮杯两边一般会带把手，能够让宝宝自己握着喝水。奶瓶式学饮杯主要以训练宝宝的手口协调能力为主
6~9 个月	鸭嘴式学饮杯	软鸭嘴式学饮杯	软软的鸭嘴杯咬起来跟奶嘴差不多，算是硬鸭嘴式学饮杯到奶嘴式学饮杯之间的过渡，一下改变吸嘴口感宝宝可能不适应。柔软的鸭嘴式不会伤害宝宝的牙龈和牙齿，使用起来比较安全
		硬鸭嘴式学饮杯	硬鸭嘴式学饮杯口感硬邦邦的，但是它主要能够帮助宝宝从吮吸的喝水方式过渡到吞咽，这是一个很重要的环节
9 个月以上	吸管式学饮杯	防回流式	第一次使用吸管杯的宝宝，一口气不够深，导致水吸不上来，那么防回流式就能够把已经吸上来的水位固定，避免水回流，方便刚学会使用吸管杯的宝宝喝水
		重力式	在吸管的进水口装了一个重力小球，不管宝宝是躺着还是坐着，都能够顺利吸到水
		普通式	对水流量控制较好的宝宝，用普通式吸管杯就可以了
懂得控制的宝宝	敞口式学饮杯	—	敞口式的学饮杯需要宝宝学会控制把杯子倾斜到一定的角度，能够把水一滴不漏地喝完，这个时候的宝宝就离学会喝水不远了

问题 2：如何指导婴幼儿使用饮水杯？

根据婴幼儿具体情况，实施喝水指导。

1. 挑选婴幼儿喜欢的、适合年龄特点的水杯

指导家长挑选幼儿合适的水杯，让他们熟悉新杯子，对新杯子产生兴趣，为用新杯子喝水做好充分准备。

2. 鼓励尝试，初识新杯子的使用

鼓励婴幼儿用空杯子尝试喝水，及时肯定他们的动作。

3. 正确示范，学习喝水

托育机构工作人员在婴幼儿使用杯子喝水前，应做好正确的示范，引导婴幼儿学习喝到水而且不洒水。

最初使用新杯子时，一次性倒入少量的水，以免婴幼儿呛咳或水倒在身上的情况发生。建议采用循序渐进的方式，慢慢增加水量，让婴幼儿有逐渐适应的过程。

在使用宽口杯时，应选择杯盖和饮口处光滑柔软、带流量调节器的宽口杯，以调节流量，等婴幼儿完全适应大流量后再取下。

四、相关知识

1. 喝水时间和水量

早晨、午睡起床后；运动或洗澡后，失去较多水分时；餐前 0.5～1 小时可适量饮水。1～2 岁幼儿每天需要少量、多次饮水，建议上下午各 2～3 次，每次 50～100 mL。

2. 培养幼儿良好饮水习惯的基本做法

（1）定时喝水，随渴随喝。

（2）喝白开水，少喝饮料。

（3）冬天喝温水，夏天喝常温水，不喝冰水。

（4）喝水时，不要玩水，一口一口喝，不要说笑。

（5）剧烈活动后不要马上喝水。

（6）观察孩子喝水情况，并加以记录。

任务八 食品的储存和管理

一、情境案例

今天，负责食品采购的工作人员临时有事，无法进行食品采购，如果让你替代她进行食品采购，你会怎么做呢？

二、问题呈现

（1）食品验收制度与保管（含冷藏食品）有哪些要求？

（2）食品留样规范有哪些？

（3）餐点分配、配送的安全规范有哪些？

三、问题解决

问题 1：食品验收制度与保管（含冷藏食品）有哪些要求？

（一）验收制度

（1）托育园实行每天主副食品的验收制度。

（2）每天验收后及时做好书面记录（包括验收日期、名称、数量、质量）。

（3）负责人：食堂管理员具体负责验收。

（4）验收要求：

①一闻：对每天采购来的肉类、水产等副食品必须闻一闻，如发现变质及时退回。

②二摸：摸一摸主食品的干湿度、对蔬菜及副食品要翻开摸一摸是否变质腐烂，发现问题及时退回。

③三看：看食品的颜色、食品的出厂日期、保质期及合格证书，严禁假冒食用油、食盐、味精、劣质酱油等食品进入托育园。

（二）保管制度

（1）仓库保管员必须经健康检查、卫生知识培训合格后上岗。

（2）食品数量、质量和进、发货要登记，先进先出。

（3）有过期及变质迹象的食品及时报告并销毁处理。

（4）包装食品按类别、品种上架存放，挂牌注明食品质量及进货日期；货物摆放符合有关要求；散装食品的储存容器加盖，并标注食品名称。

（5）肉类、蛋品等易腐烂食品按规定冷藏或冷冻储存并保持规定的温度。食品与非食品不得混放，仓库内不得存放私人用品及其他杂物。

（6）严防鼠、虫、蝇和蟑螂污染食品及原料。

（7）仓库经常开窗通风，保持库室内整洁。

（8）仓库保管规范化。仓库保管员必须学习和掌握食品储藏知识和商品知识。

（三）食品冷藏卫生制度

（1）根据食品的种类选择冷冻或冷藏法保存食品，动物性食品应置于冷库或冷冻箱中保存；果蔬类食品及随即要用的食品应置冷藏箱内，在4℃左右的温度下短期保存。

（2）冰箱应经常检查制冷性能，由专人负责，定期除霜和除去冰块，清洗和消毒，使其保持整洁，无异味、臭味。

（3）进出食品应有记录，做到先进先用，已腐败或不新鲜的食品，不得放入冰箱中保存，已解冻的食品不宜再次冷冻。

（4）冰箱中的各类食品应分开摆放，生熟食品不得混放；食品不得与非食品一起冷冻或冷藏；冰箱中不得存放私人食品。

（5）冰箱因停电或故障导致储存食品解冻，在重新冷冻前要先清理。

问题2：食品留样规范有哪些？

食品留样，是预防师生食品中毒的有效措施，是检验是否是食物中毒的重要依据。为确保师生食品卫生安全，特制定食品留样试尝制度。

（1）每餐坚持饭菜留样。配餐员在分配饭菜时，每样汤、菜、饭均须留样备份。

（2）饭菜留样应留足数量400 g，分别放入留样盒内加盖并标明留样时期、品名、餐次、留样人。及时储存于专用冰箱，温度保持在2~8 ℃。

（3）饭菜留样必须保留48小时后方可倒掉。

（4）留样前，必须对用于饭菜备份留样的容器进行清洗、消毒杀菌。

（5）食堂厨师必须负责对留样食品的检查，并做好包括"菜名、餐次、日期、留样人、试尝情况"等的试尝留样记录，以备查验。

（6）托育园分管领导不定期进行抽查并按食堂当天菜谱记载情况，逐一进行对照检查，若发现食堂没有坚持饭菜留样，应按托育园安全责任目标管理和食堂卫生责任追究制度，追究相关人员的责任。

问题3：餐点分配、配送的安全规范有哪些？

（1）操作人员在每日分餐前需要对备餐间所有物品进行擦拭和消毒。

（2）分餐人员进分餐间前要进行二次更衣并将手洗净、消毒。分餐人员在进行操作时必须佩戴口罩；操作时要避免食品受到污染。分餐人员离开后再次回到分餐岗位工作时，应重新洗手消毒；不得在备餐间、分餐间内从事与分餐无关的活动。

（3）操作人员在分饭菜的过程中要把好质量关，并做到饭菜量合适、保温及卫生清洁。如发现有感官性状异常的食物，应立即停止供应，并及时上报。

（4）烹饪制作成品后的食品应尽快食用，烹饪与食用间隔不得超过 2 小时，由于特殊情况需较长时间（超过两小时）存放的食品，应当在高于 60 ℃或低于 10 ℃的温度下存放。

（5）分餐用的餐具、工具需要每餐清洗、消毒。每日供餐后，需要对备餐间、分餐间进行及时的清扫，保持备餐间、分餐间清洁卫生。

（6）备餐间要每日用紫外线灯照射消毒 30 分钟，不得存放私人物品，室温控制在 25 ℃以下。

（7）分餐间内应设专用留样冰箱，每日的用餐及重要接待活动供应的食品成品应留样。

（8）送餐时，要做到用专用送餐车送餐，车门要紧闭或者上方有遮盖，以防止送餐路上受到灰尘的污染。

四、相关知识

（一）托育园食品采购、索证、验收制度

（1）采购食品必须有报账收据及索取的检验合格证和食品卫生许可证等复印件。

（2）所有食品入园时须经保健老师验收，合格后方可入园。

（3）主副食品入库前要经仓管人员过秤、过数、签章后方可入库。

（4）购买食品有计划，不浪费、不积压、注意质量、价廉物美，贯彻勤俭办事方针。

（5）建立采购账目，坚持各种手续，定期核实，保证账、物相符。

（二）托育园食品的加工烹饪制度

（1）食品加工前应检查食品原料的卫生质量，不合格原料不选用。

（2）食品粗加工必须做到荤素食品分池清洗，荤食品不能放在洗蔬菜的水池中。蔬菜要先洗后切，不得将切好的菜长时间泡在水里。

（3）严格执行生熟分开，刀板、抹布、容器、餐具均有生熟标记，不得混用。切配菜应用专门案板，荤素案板必须分开，而且每天使用后洗刷干净，用前消毒。

（4）灶台保持清洁，做到无油腻、无浮尘、无食物残渣，排气罩不滴油。工作结束后做好地面、灶台的清洁工作。

（5）饭菜烹饪时，尽可能保留食品中的营养物质，加工食品必须充分加热，使食品每个部位均匀受热。

（6）为防止有害物质的产生，幼儿尽量少吃油炸食品，烧烤食品在烧烤时避免明火与食品直接接触。

（7）炊事人员尝菜时，不能用炒勺或手指，尝剩下的汤菜不能倒回锅内。

（8）隔顿、隔夜食品，外购熟食，不得回锅烧后给孩子吃。

（9）托育园食堂不得制作凉菜、卤菜。

（三）食物操作安全规范

（1）分管食堂的领导要定期组织食堂工作人员培训，学习《食品卫生法》及各种操作规范。

（2）食堂工作人员必须每年进行一次体检，没有健康合格证不得上岗。

（3）食堂工作人员要勤剪指甲、勤换衣服、勤洗手，注意个人卫生，在工作时必须穿工作服，戴工作帽，分饭菜时必须戴口罩和手套。严禁在工作时间和工作场所吸烟。

（4）严把进货关。要做到腐烂变质的原料采购员不买、验收员不收、炊事员不用。

（5）食物存放"四隔离"：生与熟隔离；成品与半成品隔离；食品与药品、杂物隔离；食品与天然冰隔离。

（6）餐具炊具"五过关"：一洗、二刷、三冲、四消毒、五保洁。

（7）食堂环境卫生"四定"：定人、定物、定时、定区域。

单元二　睡眠照料

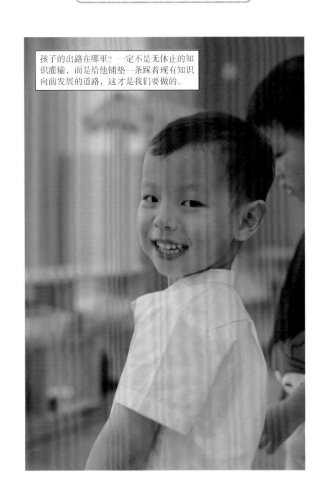

孩子的出路在哪里？一定不是无休止的知识灌输，而是给他铺垫一条踩着现有知识向前发展的道路，这才是我们要做的。

任务一 创设婴幼儿安全良好的睡眠环境

作为一名关心 0~3 岁婴幼儿成长的早期教育工作者，一定要重视婴幼儿高质量高效能睡眠习惯的养成，不要辛辛苦苦养一个舍不得睡觉的婴幼儿。睡眠不足对婴幼儿的成长至少有三大影响：第一是对健康的影响，睡得不好的婴幼儿，一定程度上会影响他的身高发育，再一个就是免疫力下降，容易生病；第二是对情绪和社交的影响，睡眠不足的婴幼儿的脾气更容易一点就着，伙伴关系会出现一些问题；第三是对学习能力的影响。

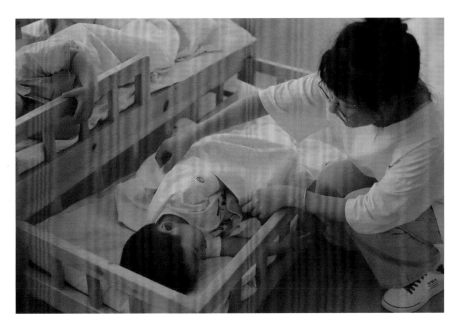

一、情境案例

午睡时，月月怎么也睡不着，翻来覆去的，老师在旁边陪了好一会儿了，月月还是有点兴奋睡不着。老师发现有一面窗帘没有拉好，拉好窗帘后，老师带月月又去解了一下小便。回来后，老师给月月播放了轻音乐，并且轻轻摸着月月的小手，告诉月月"老师一直在的，安心睡吧"。月月回答说："好的。"三分钟后，月月便睡着了。

二、问题呈现

（1）如何创设适宜婴幼儿的睡眠环境？
（2）如何设计较为固定的睡前仪式？

三、问题解决

问题 1：如何创设适宜婴幼儿的睡眠环境？

室内温度、光线、空气流通等因素都会对婴幼儿睡眠质量产生一定的影响。表 2-2-7 罗列了适宜婴幼儿睡眠的环境要求。

表 2-2-7　适宜婴幼儿睡眠的环境要求

温度	夏季：25~27 ℃　冬季：18~22 ℃
光线	偏暗
空气	定时流通，保持新鲜
寝具	小床栏杆间距不超过 6 cm，两床间距在 30 cm 以上，头脚交错，选择适宜的床让婴幼儿单独睡，最好是木板床，以保证婴幼儿脊椎的正常发育。床上用品要透气并定期清洗
睡姿	仰睡、侧睡、不趴睡

问题 2：如何设计较为固定的睡前仪式？

在午睡前，不要让婴幼儿做剧烈运动，教师慢慢稳定他们情绪，通过建立较固定的"睡前仪式"，暗示婴幼儿"做完这些就要睡觉了"，逐渐帮助婴幼儿养成独立入睡的习惯，具体操作流程如下：

（1）给还需睡前喝奶的婴幼儿喂奶，并做好口腔清洁。

（2）提醒初步具备自主如厕能力的婴幼儿睡前小便；给月龄较小的婴幼儿更换尿不湿。

（3）鼓励、协助具备一定自理能力的婴幼儿自己脱衣服，放好鞋，上床睡觉；帮助月龄较小的婴幼儿脱去衣物，放入小床。

（4）播放舒缓的音乐，或由教师哼唱熟悉的摇篮曲，讲睡前故事（最好是幼儿听过的故事），安抚婴幼儿情绪，营造入睡气氛。

（5）给予婴幼儿适当的安抚。在婴幼儿入睡前或从睡眠中醒来时，教师可以轻拍他们的背，帮助他们稳定情绪，以利于快速入睡。

四、相关知识

（一）"优质睡眠 3+3" 法则

中国疾病预防控制中心妇幼保健中心联合权威儿科睡眠专家共同提出了"优质睡眠 3+3"法则，包括三要三不要。

1. 3 要

（1）"要"：要在宝宝犯困时放到床上，培养其独自入睡能力。

（2）"要"：要让宝宝与父母同屋不同床，有助于夜晚连续睡眠。

（3）"要"：要用纸尿裤等养育行为方式提高宝宝夜晚睡眠效率。

2. 3 不要

（1）"不要"：不要依赖拍抱或摇晃的安抚方式让宝宝入睡。

（2）"不要"：不要让宝宝只有在喂奶后才能入睡。

（3）"不要"：不要过渡干扰宝宝夜晚睡眠。

（二）如何养成孩子良好的睡眠习惯

首先，要为孩子设计一个定时有质量的晚餐。有一项研究表明，孩子的晚餐每推迟半小时，会使孩子少睡 15 分钟和迟睡 15 分钟。因此，建议能够把孩子的晚餐时间尽可能安排在 18:00 之前，同时给孩子提供高质量的晚餐。

其次，就是晚餐以后的时间安排不做任何的培训，也别把想要培养孩子的哪些能力看得很重，让孩子轻松自由地玩耍。这样能够减少孩子睡前的兴奋和压力。

最后，就是到了 20 点要进入睡觉准备期。家长也可以试着和孩子同频，早睡早起，做好行为示范，在晚间家庭时间里尽量远离电子产品。

任务二　安抚婴幼儿入睡

一、情境案例

刚入托班的悦悦在入园的第一周特别排斥在园午睡。悦悦只要听到"要睡午觉了"，就说"不要不要"，老师带她去喜欢的区域，给她喝奶，安抚她的情绪，然后把她抱在怀里温柔地说："悦悦跟小朋友们玩了一上午，中午我们要休息一会儿……"渐渐地，悦悦在老师怀中睡着了，老师将熟睡的悦悦放回小床。

可是，过了几天，悦悦不愿午睡的意愿更强烈了，连老师在睡前给她换尿布湿都不配合。这样的情况一直维持了近两周才慢慢好转。

二、问题呈现

如何帮助婴幼儿适应在托育园的午睡，并安抚婴幼儿入睡？

三、问题解决

1. 建立信任关系

针对像悦悦这样在午睡时会有较激烈情绪反应的婴幼儿，教师在可以拍拍婴幼儿，并安慰她"老师陪着你，一直陪着你"，通过言语和肢体接触安抚婴幼儿情绪，拉近和他们的距离，提高与宝宝的粘连度。针对还无法自主入睡的婴幼儿，起床后教师需要鼓励他们"下次要自己睡觉"。

2. 给予正面引导

师幼建立亲密关系后，教师可以在合适的时机进行正面引导，告诉婴幼儿午睡的重要性。有些婴幼儿听到后，可能会反驳，遇到这种情况教师需要尊重幼儿的感受，可以在起床后的点心时间，请其他睡得好的婴幼儿来分享睡醒后轻松愉悦的感觉，潜移默化地理解午睡的重要性，逐渐养成午睡的好习惯。

3. 与家长沟通反馈

及时和家长沟通，了解婴幼儿在家的睡眠习惯，如入睡时间、睡眠时长、睡眠质量等。教师可以建议家长将家里的依恋物带到托育园，在情绪和心理上有所依赖，帮助婴幼儿缩短在托育园午睡的适应期。

4. 尊重婴幼儿意愿

教师对婴幼儿睡眠情况基本了解后，可以鼓励婴幼儿自主入睡，让幼儿从老师抱着睡、陪在床边睡到自主入睡。午睡前，可以征求幼儿意见，如"宝宝最喜欢把小床放到什么地方？"然后和婴幼儿一起把小床和被褥铺好。从抱着睡到陪在床边的过程，教师要善于识别婴幼儿发出的睡眠信号，准确识别犯困迹象（如打哈欠、揉眼睛、行动速度放慢、话语变少、对周围的事物不怎么感兴趣），及时引导他们上床，轻拍至入睡。一旦婴幼儿出现哭闹、易怒、不好哄的现象，说明他们已经过度疲劳，表明此时已错过引导婴幼儿独立入睡的最佳时机，需要较长时间婴幼儿才能入睡。

四、相关知识

1. 各月龄婴幼儿的睡眠和规律

在婴儿出生的前几周，婴儿的睡眠时长几乎和他们内在的睡眠需求一致，主要受生理因素影响，并与喂奶时间关系很大。婴儿6个月后，神经系统的发育逐渐成熟，不再需要夜间哺乳，夜间睡眠时间更长，可以做到"一觉睡到天亮"；白天的小睡次数也逐渐减少，1岁以后的婴幼儿早上也慢慢不再需要小睡，只需要中午睡一觉，且午睡时间也逐渐缩短。

婴幼儿在睡眠成熟的过程中有五个转折点：6周时（夜晚睡眠时间延长）；12~16周时（白天睡眠规律化）；9个月时（夜里不再醒来嗷嗷待哺，也没有了第三次小睡）；12~21个月时（不再有清晨的小睡）；3~4岁时（午后的小睡次数越来越少）。

2. 各月龄婴幼儿睡眠的保育要点

各月龄婴幼儿睡眠特征及规律见表2-2-8。

表2-2-8　各月龄婴幼儿睡眠特征及规律

月龄	一天内平均睡眠时间	白天小睡次数	夜间喂奶次数
0~4个月	15~18小时	渐渐形成规律	按需
5~12个月	14~16小时	5~8个月　3次 9个月　2次 10~12个月　1~2次	1~2次 （6个月后不喂夜奶）
13~36个月	12~14小时	13~15个月　1~2次 16~36个月　1次	不喂夜奶

（一）目标

（1）获得充足睡眠。

（2）养成独自入睡和作息规律的良好睡眠习惯。

（二）保育要点

1. 7~12个月

（1）识别婴幼儿困倦的信号，通过常规睡前活动，培养婴幼儿独自入睡。

（2）帮助婴幼儿采用仰卧位或侧卧位姿势入睡，脸和头不被遮盖。

（3）注意观察婴幼儿睡眠状态，减少抱睡、摇睡等安抚行为。

2. 13~24个月

（1）固定婴幼儿睡眠和唤醒时间，逐渐建立规律的睡眠模式。

（2）坚持开展睡前活动，确保婴幼儿进入较安静状态。

（3）培养婴幼儿独自入睡的习惯。

3. 25~36个月

（1）规律作息，每日有充足的午睡时间。

（2）引导婴幼儿自主做好睡眠准备，养成良好的睡眠习惯。

（三）指导建议

（1）为婴幼儿提供良好的睡眠环境和设施，温湿度适宜，白天睡眠不过度遮蔽光线，设立独立床位，保障安全、卫生。

（2）加强睡眠过程巡视与照护，注意观察婴幼儿睡眠时的面色、呼吸、睡姿，避免发生伤害。

（3）关注个体差异及睡眠问题，采取适宜的照护方式。

任务三　睡眠巡视与看护

一、情境案例

午睡时间到，12~24个月的宝宝们伴随着音乐早早进入了梦乡，园长巡看班级睡眠情况时发现班级的3位老师也闭上眼睛在休息，于是叫醒3位老师，询问他们以下问题。

二、问题呈现

（1）婴幼儿睡眠巡视与看护有哪些要点？

（2）婴幼儿午睡期间轮岗管理有什么要求？

三、问题解决

问题1：婴幼儿睡眠巡视与看护有哪些要点？

婴幼儿睡眠巡视与看护要点如下：

（1）定时巡视，不要穿高跟鞋，避免频繁走动发出较大声响影响婴幼儿的睡眠。

（2）合理把控睡眠时间，达到预期的睡眠效果。

（3）巡视重点包括孩子是否睡着，睡姿是否正确，冷暖是否合适。

（4）还要重视安全巡视，避免因床铺款式、午睡位置造成的观察盲区。

（5）随时要有监护人员在现场。

问题 2：婴幼儿午睡期间轮岗管理有什么要求？

午睡时，小月龄托班（月龄 12~24 个月），3 名照护者都要值班，其中一名全景观察，15 分钟巡查一遍，检查婴幼儿睡姿是否正确、脸色是否异常等。其他两名照护者一人分管一半不易入睡的婴幼儿，做好安抚工作。

大月龄托班（月龄超过 24 个月），两名照护者值班，另一名照护者可以休息，遇到新生入园等特殊情况，所有人员均需值班。负责值班的一名照护者全景观察，15 分钟巡查一遍。另一名照护者负责安抚不易入睡的婴幼儿。

单元三　生活与卫生管理

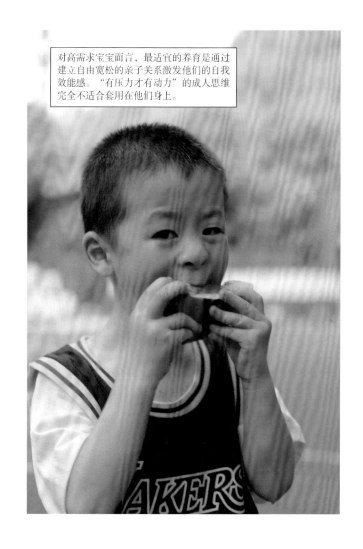

对高需求宝宝而言，最适宜的养育是通过建立自由宽松的亲子关系激发他们的自我效能感。"有压力才有动力"的成人思维完全不适合套用在他们身上。

任务一 抱、背婴儿

一、情境案例

托育园今天进行消防安全演练，托婴班级里有 2 位老师，5 位宝宝，分别是 3 月龄的 1 位、5 月龄的 2 位、7 月龄的 1 位和 8 月龄的 1 位。老师们拿出班级背带，正在分配宝宝，将他们带到演练现场的安全地带。如果你是班级的育婴师，你会如何抱、背这几位婴儿？

二、问题呈现

（1）多大的宝宝可以背？
（2）抱、背婴儿有哪些动作要领？

三、问题解决

问题 1：多大的宝宝可以背？
婴儿长到脖子能立得很稳的时候就能用背带背了，大概是在婴儿三四个月。

问题 2：抱、背婴儿有哪些动作要领？
抱、背婴儿的动作要领详见图 2-2-2～图 2-2-5。

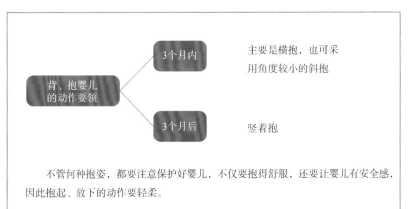

图 2-2-2 抱、背婴儿的动作要领（一）

（1）横抱婴儿的动作要领。

先用一只手托住婴儿的腰部和臀部，再用另一只手放到头颈下方，再慢慢地把婴儿抱起，使他的身体有依托，头不会往后垂。然后再把婴儿的右手移向左臂弯，将他的头放到左手的臂弯中，这样可以将婴儿横抱在臂弯里，稳稳地托住他们的头部、颈部、背部和臀部。

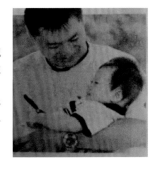

图 2-2-3 抱、背婴儿的动作要领（二）

（2）竖抱婴儿的动作要领。

先将婴儿抱直，趴在你的肩膀上，胸腹部贴着你的前胸，一只手臂绕过婴儿的背部护住对侧的上肢，如果婴儿的头还不能竖稳时应托住头部和颈部，用另一只手托住婴儿的臀部。

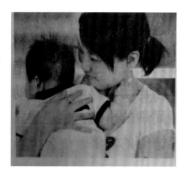

图 2-2-4　抱、背婴儿的动作要领（三）

（3）面向前抱婴儿的动作要领。

当婴儿稍大一些，可以较好地控制自己的头部时，让婴儿背靠着胸部，用一只手托住他的臀部，用另一只手护住他的胸部。这样，让婴儿面向前抱着，使他能很好地看看面前的世界。

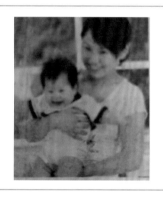

图 2-2-5　抱、背婴儿的动作要领（四）

四、相关知识

1. 用背带背宝宝的好处

（1）开阔宝宝的视野，提高宝宝的空间认知能力。

背宝宝能使宝宝与教养人亲密接触，给宝宝带来安全感，趴在教养人的背上，宝宝可以望到高大的树木、飞翔的鸟儿、遥远的天空里游走的云朵……能够感知物体的高度、大小、形状、距离以及方位的变换等，培养宝宝的空间认知能力。

（2）有利于宝宝身体发育。

使用背带背宝宝的一大优势是不妨碍宝宝身体的自然发育。宝宝两腿的自然伸展方式就是呈 M 形的姿势伸展，而使用背带能让宝宝双腿适度自然分开，使宝宝的身体不受束缚地自由活动、生长，这样有利于预防髋关节脱臼。

（3）促进宝宝大脑发育。

感官（视觉、听觉、嗅觉、味觉和触觉）的体验能够刺激脑细胞，进而促成大脑的发育成长。而背宝宝可以让他们看到更多的景物，可以刺激宝宝的感官和好奇心，而且这时教养人与宝宝的对话能够促进宝宝语言能力的发展。因此，背宝宝的体验更能促进宝宝大脑的发育。

2. 使用背带的注意事项

背带的尺寸要合适，如果使用尺寸不合适的背带，会勒到宝宝。所以，在使用背带的时候，教养人一定要确认宝宝的脚腕处有没有被勒得太紧，而且随着宝宝长大要及时给宝宝换大码的背带。

3. 背宝宝的舒服姿势

（1）在宝宝的脖子后垫上毛巾时，教养人要检查宝宝的脖子是否稳固，如果脖子摇摇晃晃重心不稳则易导致宝宝的头部被碰撞，很危险，可以在宝宝的后背和脖子下面垫上毛巾稳固宝宝的身体。

（2）腰带要系在宝宝的正腰部位以稳固重心。大人的身体重心大概在肚脐附近，腰部支撑着上半身重量。将腰带系在正腰部位或以上一些可以减轻妈妈的负担，同时还可以让宝宝贴得更紧；若系在腰部以下的位置，重心容易不稳。

任务二 照料婴幼儿出行

一、情境案例

春天，天气不错，托育园决定带孩子们出去春游，老师们深感带孩子们外出春游的责任重大。张园长说，我们出行前一定要做好准备工作，做好全面的检查工作，这样才能心中有数，从容应对。

二、问题呈现

（1）婴幼儿出行前有哪些准备工作？
（2）需要家长在出行前做好的基本准备有哪些？

三、问题解决

问题1：婴幼儿出行前有哪些准备工作？

（1）实地考察：游玩地点确保安全性。
（2）发送家园通知：活动地点、接送时间、活动流程、注意事项。
（3）与家长签署《独立外出同意书》（见表2-2-9）。
（4）准备出行物资。
（5）确定随行人员与职责。
（6）确定活动流程表。

表2-2-9 独立外出同意书

甲方：×××托育有限责任公司
乙方：＿＿＿＿＿＿的监护人（父亲或母亲）
＿＿＿年＿＿月＿＿日，甲方（×××托育有限责任公司）组织进行＿＿＿＿活动，乙方为甲方园内＿＿＿＿的监护人（父亲或母亲），为明确双方权利义务，保证幼儿安全，特与乙方约定如下：
甲方组织幼儿＿＿＿＿进行活动，应承担下列职责：
甲方确定幼儿独立外出行路线：

路线一（×××至×××）。

路线二（×××至×××）。

甲方特派老师，监督带领_____名幼儿独立外出，完成路线一或是路线二。

活动时间为_____分钟至_____分钟。

甲方提供独立外出活动的交通工具，为幼儿推车。

乙方作为_____的监护人（父亲或母亲），需要熟知甲方组织的活动方式和内容，以及存在的安全隐患，保护婴幼儿的身体健康，照顾婴幼儿的生活，若愿意参与本次活动，请签字，以示同意。

家长签字：

活动负责教师签字：

年　月　日

问题2：需要家长在出行前做好的基本准备有哪些？

（1）选择服装：简单、宽松、质地柔软，易穿脱且不影响四肢活动，选择易行走的运动鞋，戴帽子。

（2）使用尿不湿的孩子，换好并带上尿不湿。

（3）涂抹护肤品：根据季节，冬天外出前为孩子涂抹润肤油，夏天可使用防晒霜。

（4）适度携带清洁用纸巾、防蚊液、水杯及其他。

（5）和孩子讨论出外游玩的事情，让孩子充满期待。

四、相关知识

婴幼儿鞋子的选择

婴幼儿的鞋子应选择具有优良的透气性和吸汗功能的，天然皮革最适宜，款式则以高过脚面的高帮鞋为主，根据脚的肥瘦、宽窄来选择合适的鞋子。另外，还应注意鞋底的软硬、厚薄，是否防滑、轻便等。

7~8个月学步之前，婴儿不会扶站，穿鞋目的是漂亮或者保暖，所以，夏天和室内温度较高的环境可以赤脚。或者选择宽大的软底鞋，棉布缝制或绒线编制。学步时，应该选择鞋底软硬结合的鞋子，鞋底前1/3为软底，后2/3为硬底，并选择防滑底。鞋子穿上后，脚趾前应留出0.6 cm的空隙。

任务三　穿脱衣物指导

一、情境案例

冬天，午睡起床后，托育园启蒙一班的3个老师有条不紊地在帮宝宝穿衣服，伊伊老师给3个宝宝穿好衣服的时间，娜娜老师已经给6个宝宝穿好了衣服，伊伊老师忙请教娜娜老师是怎样给宝宝穿衣服的。

二、问题呈现

（1）穿脱衣服有哪些保育工作？

（2）如何培养幼儿穿脱衣、裤、袜、鞋技能？

三、问题解决

问题1：穿脱衣服有哪些保育工作？

在秋冬较冷的季节，婴幼儿穿衣时应尽量减少胸部暴露在外的时间，以免着凉，因而应先穿毛衣或棉衣，再穿裤子、袜子等。脱衣时应先脱袜子、裤子，后脱毛衣或棉衣。在给婴幼儿穿衣裤、鞋袜时，要考虑婴幼儿的舒适、保暖和安全，要将婴幼儿衬衣的袖子、裤子的裤管拉直，衣领翻平整，内衣束进裤子里，裤子拉到肚脐之上，袜根拉到脚后跟处。

问题2：如何培养幼儿穿脱衣、裤、袜、鞋技能？

（1）脱套头上衣。脱套头上衣时，应先将两只袖子脱掉，再将头从领口内钻出。

（2）穿开襟衣服。穿开襟衣服时，先分辨衣服的里外和前后，用双手抓住衣领向后甩，将衣领披在肩头，用手攥住内衣袖子，再将手伸入外衣袖内；然后翻好衣领，将衣服的前襟对齐；系扣子时可自下而上进行；最后认真检查扣子是否一对一地扣好了，领子是否翻得平整。

（3）穿套头衣服。穿套头衣服时，应先将衣服正面转到胸前，将头钻入领口，然后找到两只袖子并一一穿上。穿套头衣服的关键是找到正面、领子和袖子，教师应帮助幼儿在衣服的正面做记号，以便幼儿穿时方便，并在这方面进行重点检查。

（4）穿裤子的方法。先辨别裤子的前后，可在幼儿裤子正面做上明显的记号，如花、字、小动物等；双手提好裤腰，先伸进一条腿，再伸进另一条腿；然后提裤子，将内衣塞在裤子里，并扣上扣子或拉上拉链。冬季应检查幼儿穿裤子的情况，防止幼儿将腿伸进两层裤子之间。

（5）穿袜子的方法。先分辨袜子的不同部位，如袜尖、袜底、袜跟、袜筒；然后手持袜筒，袜底在下面，袜尖朝前，并用两手将袜筒推叠到袜后跟，再往脚上穿，先穿脚尖，再穿脚跟，最后提袜筒。幼儿常会将袜跟穿到脚面上，老师应及时指导和纠正，还应教会幼儿将袜筒包住衬裤的裤脚，为穿毛裤做准备。

（6）穿鞋的方法。先分辨左、右鞋，并将左鞋和右鞋放正，然后两脚分别穿上鞋，用手提上鞋跟，最后系鞋扣或鞋带。在幼儿活动时，教师应该注意观察他们的鞋带和鞋扣，发现有带子松开或鞋扣未扣好时，应及时帮助或提醒幼儿系好鞋带，扣好鞋扣。

四、相关知识

洋葱穿衣法

秋冬给宝宝穿衣时可以采用洋葱穿衣法，洋葱穿衣法即像洋葱一样一层一层给宝宝穿上衣服，每一层都是薄的，我们可以用好几件薄的衣服来代替一件厚的衣服。

洋葱穿衣法的基本原则是内层要穿材质柔软透气、排汗功能好的衣物；中间层穿负责保暖的衣服（比如毛衣），但是尽量不要太厚，冷的话可以在中间层多叠加两件；最外层穿防水防风的衣服，温度越高，层数越少，衣服越薄。

具体来说，要在最里面穿上一套纯棉的秋衣秋裤，透气又吸汗，质地也比较舒服，可以保持宝宝背部的干燥；中间层穿开襟的针织衫或毛衣，这样不仅保暖，也非常方便穿脱，也可以选择宝宝的万能马甲，这个可以根据天气的变化来进行增减；最外层穿防水防风的外套，比如羽绒服、棉服，这样可以很好地帮助宝宝抵御冬天的寒冷。1 岁以下的宝宝可以选择连体棉服，这样可以在让小肚肚更保暖的同时，也更方便穿脱更换尿不湿。

洋葱穿衣法好处之一就是足够保暖，多穿几层薄衣服，衣物之间隔着空气，会比穿一件厚衣服更加暖和，宝宝一般不会冻着；第二个好处就是方便穿脱，如果大冬天只穿一件厚的衣服出门，热了出汗了没有办法给他换衣服，宝宝只能白受罪。洋葱穿衣法可以根据需求及时增减，灵活地在寒冷的室外和温暖的空调房内自由切换，很符合宝宝好动的特点。

任务四　如厕照料

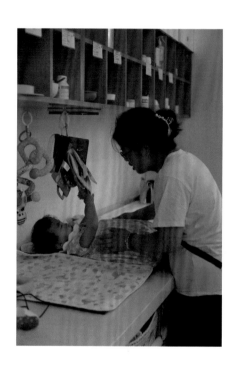

一、情境案例

夏天到了，18 个月的悠悠因为皮肤娇嫩，穿着尿不湿屁股特别容易红，悠悠家里人希望老师能够帮助悠悠在夏天戒掉尿不湿。

二、问题呈现

（1）儿童准备好如厕的信号有哪些？
（2）帮助幼儿如厕，保育师需要做哪些准备？
（3）如何帮助儿童戒掉尿不湿？

三、问题解决

问题 1：儿童准备好如厕的信号有哪些？
孩子准备就绪的信号主要包括三个方面：

1. 生理成熟

生理成熟包括大运动、精细运动、消化系统和括约肌足够成熟。这意味着他能够自主走到马桶，自己脱下裤子坐下来，能控制膀胱和肛门。尿布干燥至少 90~120 分钟是判断膀胱成熟的明显标志。

2. 外部反馈系统成熟

外部反馈系统成熟意味着孩子能表达自己的需求（无论语言还是手势），能遵循上厕所相关的简单指令。有些孩子想上厕所时会有躲避行为，比如躲到角落或者沙发后面，有时候会做出上厕所的样子，比如半蹲，这也是时机成熟的信号。可以注意一下孩子在上厕所之前有没有固定习惯/动作/语言表达等，也可以主动询问他们要不要去上厕所。

3. 内部反馈系统成熟

内部反馈系统成熟意味着开始模仿和认同他人，有表达自我的意愿和动机，开始显现自尊心。这也是为什么很多方法强调在孩子成功使用马桶后及时给予热烈的表扬，就会形成正向反馈。通常，18 个月时孩子可能会出现准备就绪的迹象，也就是说他们的生理已经成熟到可以延迟排便或者排尿，但是这时他们通常没有认知能力把上厕所和马桶联系起来。这时就需要父母的引导。24 个月时应该开始帮他理解如厕过程和马桶的作用；30~36 个月，大多数孩子会实现白天自主如厕；36~48 个月，大多数孩子可以夜间也摘掉尿布（月龄是普遍而言，要根据孩子的情况做调整）。

图 2-2-6 罗列了几点儿童准备好如厕的信号。

以下迹象表明儿童已经准备好学习如厕：

· 一次或午睡后至少保持尿片干燥2小时。

· 意识到自己正在小便或大便。例如，儿童躲到角落里大便。

· 正在发展一些对学习如厕至关重要的身体技能——走路、穿脱裤子以及上下马桶的能力(借助一些帮助)。

· 模仿成人或哥哥姐姐的如厕行为。

· 可以遵循一些简单的指示。

· 最重要的是，儿童想要上厕所时，他可能会说"我想穿'大男孩'的裤子或者学会像爸爸一样上厕所"。尿片弄脏后，他可能会感到不舒服并要求换尿片，或者要求自己上厕所。

（摘自Zero to Three，2010年）

图 2-2-6　儿童准备好学习如厕的迹象

问题 2：帮助幼儿如厕，保育师需要做哪些准备？

物品准备：小马桶、小短裤。

保育师心理准备：孩子在练习戒尿不湿的过程中，很有可能会拉在身上，保育师需要做好提前的预估，孩子拉在身上是很常见的事情，不要责备孩子，尽可能保护孩子的自尊心。

问题 3：如何帮助儿童戒掉尿不湿？

当孩子 18 个月的时候，应该告诉他上厕所和小马桶的关系，可以让他观察大人上厕所，如果他有兴趣，可以让他穿着纸尿裤和裤子坐在小马桶上。孩子如果大便后告诉家长要换尿布，这时把大便倒到小马桶里，让孩子脱掉裤子坐在小马桶上，告诉她大便小便都应该在小马桶里，帮助她直观理解上厕所和马桶的联系。

等到孩子的大小便有一定的规律后（能够延迟排尿/粑粑），可以在一段时间内去掉纸尿裤，告诉孩子上厕所要去马桶。成功一次，就奖励孩子，直到完全不用纸尿裤。这三步每步都可以持续一段时间，整个过程中如果遇到孩子拒绝马桶，就应该停止训练一到两个月，然后再重新开始。

四、相关知识

进行如厕训练之后，还是会有 20% 的 5 岁、10% 的 7 岁和 5% 的 10 岁的小朋友夜间尿床，尿床可能的原因可能有以下几点：

（1）睡得沉。

（2）大脑和膀胱的连接还不是很成熟。

（3）膀胱还太小，不足以装下一晚上产生的尿量。

（4）膀胱太满了。

（5）便秘导致膀胱上有压力，有时候就想尿尿不出，不想尿反而漏。

（6）生病，太累了，有突发的压力之类的特殊情况。

（7）如果有家族史的话概率会高一些。

（8）有其他潜在疾病（这个比较少见，后面会讲一些应该注意的危险信号）。

基本上上小学前尿床是正常的，小学后有突发事件之类的特殊情况尿床也是正常的。前期如果晚上试了拿掉尿不湿尿床了，可以穿回尿不湿过段时间再试试。

如出现以下情况，家长需要考虑咨询医生。

（1）尿尿次数明显和平常有变化。比如突然最近一天就上一两次厕所，或者每个小时都要去厕所之类的。

（2）如果尿尿感觉到痛，或者尿尿时候尿一下停一下，老是尿不干净（先排除尿着玩的情况）——尿路感染。

（3）尿尿颜色浑浊/有红色——感染或者尿血。

（4）咳嗽、打喷嚏、举重物之后漏尿，或者持续漏尿——尿道肌肉控制可能有问题。

（5）走路姿势发生变化——可能有潜在的神经损伤。

（6）明显喝水的量和尿尿量增加，总是不停想喝水（排除天气很热，运动很多的情况）——有可能是糖尿病或者脑部病变。

任务五　二便情况观察与分析

一、情境案例

某天上午，李老师在给 9 个月的乐乐换尿不湿的时候，发现乐乐尿不湿里的大便是绿色的，而且有点稀，不成型。李老师先给乐乐的小屁股清洗护理好后，换上了一个新的尿不湿。之后及时和乐乐妈妈取得了联系。

二、问题呈现

（1）为什么宝宝会拉绿颜色的大便？

（2）你觉得李老师的处理方法对吗？

三、问题解决

问题 1：为什么宝宝会拉绿颜色的大便？

引起绿便的原因有很多种，如：

（1）一般母乳喂养儿的大便偏酸性，正常大便略呈绿色，有时会混杂一些白色颗粒。母乳喂养时频繁换乳房，宝宝吃太多前奶，乳糖不耐受的宝宝，也会出现绿便。

（2）奶粉喂养儿若排出微黑绿色，是因为没有吃饱。由于妈妈掌握不好宝宝乳汁的摄入量，出现喂养不足，宝宝胃肠蠕动较快，胆汁和胃肠道中的食物残渣混合，变成微黑绿色，宝宝拉出来就是绿便，这叫饥饿便。

（3）宝宝吃的配方奶粉中的铁质没有完全吸收掉，也会让他的大便发绿。这是因为一般配方奶中都加入了一定量的铁质，这些铁质经过消化道，并与空气接触之后，就呈现为暗绿色。

（4）宝宝出现深绿色大便，而且大便性状不好，这种情况多是消化不良的症状。造成消化不良的原因可能是妈妈吃了刺激性食物或过凉的食物。另外，妈妈如果情绪紧张、焦虑同样会影响孩子的大便情况。

（5）宝宝吃的奶有点偏凉，宝宝的腹部受凉或肠道有炎症而导致大便发绿，是腹泻的一种表现。乐乐妈妈给孩子的母乳是通过吸奶器吸出来后放在冰箱中，之后再烫热给宝宝。有可能在此过程中，乳汁没得到充分加热等原因，这也会增加宝宝拉绿色大便的概率。

（6）如果食用过多的蔬菜或者含有绿色色素的食物，也可能会引起拉出绿便的症状。

（7）最后，注意宝宝大便的次数、性状是否正常，若宝宝的精神与活动正常，则不必过度担心宝宝拉绿色大便的问题。

问题 2：你觉得李老师的处理方法对吗？

李老师的处理方法包括了即时的便后处理和与家长联系，工作内容是对的，但是没有呈现详细的流程。下面介绍一下流程与具体内容。

1. 大便后护理

如发现婴幼儿尿不湿里有大便，要轻轻地用尿布的边缘擦掉大部分粪便，把有大便的尿不湿放到干垃圾（指除可回收物、有害垃圾、湿垃圾以外的其他生活废弃物桶里），再用柔软的卫生纸把婴幼儿的屁股擦净（给女孩擦时一定要从前向后，避免引起尿道炎、膀胱炎），并用婴幼儿专用的便盆、毛巾、温水给婴幼儿从前向后洗屁股，继而换上干净的尿不湿。最后，自己要用肥皂或洗手液洗手并给婴幼儿洗干净手。如果大便是拉在便盆里的，要及时清洗便盆并消毒。

2. 与家长联系

与家长沟通要点：

（1）了解婴幼儿近期的喝奶与添加辅食情况。

（2）了解婴幼儿在家里日常情况，如腹部是否着凉等。

（3）了解婴幼儿的大便情况，比如大便的形状、颜色、气味等。

（4）针对具体情况考虑婴幼儿的大便为"绿色稀便"，可以给家长提供一些饮食建议。

（5）建议家长平时多关注婴幼儿的大便情况。

（6）严重的可建议家长带婴幼儿去医院就诊。

3. 园区指导

（1）婴幼儿喝奶多，辅食添加较多，可以适当减少喝奶量和辅食量，饮食上建议少量多餐。

（2）婴幼儿玩耍时，注意把肚子保护好，不要着凉。

（3）要关注大便的情况，并与家长及时沟通。

（4）婴幼儿大便后及时清洗和护理臀部，换上干净的尿不湿。

（5）时刻关注婴幼儿的精神与面貌情况，如有需要，应及时就医。

四、相关知识

（一）婴儿大便典型性状

婴儿大便是什么性状呢？哪些性状的大便是正常的？婴儿大便在一定程度上能够反映其身体状况和健康情况。只要婴儿照护者具备一定的知识基础，并且勤加观察（观察婴儿大便性状，主要包括颜色、形状、质地、气味等），大便也能成为家长了解宝宝健康状况的好帮手。同时，喂养方式也会影响大便的情况。

（二）婴儿几种常见的大便分析

1. 奶瓣大便

如果婴儿的大便中出现奶瓣，首先要弄清楚婴儿是属于母乳喂养还是配方奶喂养。如果是配方奶喂养，大便中出现奶瓣说明存在消化不良的问题。有可能是冲调奶粉的方法不正确，造成奶液过稠，从而导致消化不良。不要以为奶粉调得稠，婴儿就能得到更多的营养。应该严格按照奶粉说明书中提示的比例冲调，太稀或太稠都不好。另外，钙和维生素D摄入过量，也会引起婴儿的肠胃反应。

2. 豆腐渣便

便稀，呈黄绿色且带有黏液，有时呈豆腐渣样。这可能是霉菌性肠炎，患有霉菌性肠炎的婴幼儿同时还会患有鹅口疮。如果婴儿有上述的症状，建议马上到医院就诊。

3. 蛋花汤样大便

每天大便5~10次，含有较多未消化的奶块，一般无黏液。如果是母乳喂养的婴儿，不必改变喂养方式，也不必减少奶量及次数，大多能自然恢复正常。如果是混合或人工喂养的婴儿，需适当调整饮食结构，可在奶粉里多加一些水将奶配稀些，也可适当减少每次的喂奶量而增加喂奶次数，如果2~3天大便仍不正常，则应请医生诊治。

4. 泡沫状便

如果婴儿大便稀，含有大量泡沫，带有明显酸味，适当调整饮食结构就能恢复正常。纯母乳喂养者，常见于前奶吃得多，后奶吃得少，也可能妈妈吃的甜食较多。奶粉喂养者，考虑奶粉中的糖分是否过多，出现黄色泡沫便，表明奶中糖多，糖代谢不完全的产物，应适当减少糖量。开始添加辅食的婴幼儿出现棕色泡沫便，则是食物中淀粉类过多所致，如米糊、乳儿糕等，对食物中的糖类不消化所引起的泡沫状便，减少或停止这些食物即可恢复正常。

5. 血便

血便的表现形式多种多样，通常呈红色或黑褐色，或者夹带血丝、血块、血黏膜等。首先应该看看是否给婴幼儿服用过铁剂或大量含铁的食物，如动物肝、血所引起的假性便血。如果大便变稀，含较多黏液或混有血液，且排便时婴儿哭闹不安，应该考虑是不是因为细菌性痢疾或其他病原菌而引起的感染性腹泻，应该及时到医院就诊。如果大便呈赤豆汤样，颜色为暗红色并伴有恶臭，可能为出血性坏死性肠炎；如果大便呈果酱色，可能发生了肠套叠；如果大便呈柏油样黑，可能是上消化道出血；如果是鲜红色血便，大多表明血液来自直肠或肛门。总之，血便不容忽视，以上状况均需立即到医院诊治。

6. 灰白色大便

如果婴儿从出生大便就是灰白色或陶土色，一直没有黄色大便，但小便呈黄色，很有可能是先天性胆道梗阻所致，应该马上带婴儿去医院就诊，延误诊断和治疗会导致永久性肝脏损伤。

任务六 盥洗照顾

一、情境案例

盥洗是婴幼儿生活中的一个重要环节，可使婴幼儿的毛发、皮肤保持清洁，还可以保护皮肤，减少皮肤被汗液、皮脂、灰尘污染的机会，提高皮肤的抵抗力，维护身体的健康。2岁的乐乐吃完午饭后，小手和小脸上全是油乎乎的。你会指导乐乐正确盥洗吗？

二、问题呈现

（1）盥洗前的准备有哪些？
（2）盥洗包含哪些内容？其正确方法是什么？

三、问题解决

问题1：盥洗前的准备有哪些？

盥洗前，保育师应做好盥洗前的准备工作，如准备好肥皂、消毒毛巾、流动水。冬天要备好温度适宜的流动水、婴幼儿护肤品。调节水温时，要先放冷水后放热水，先试水温，手不离开水源。盥洗时，要保持盥洗室地面整洁、干燥，并落实防烫措施，检查防滑设备是否完好，如发现地面有水，要及时拖干。盥洗前，应向婴幼儿强调盥洗的安全、卫生要求以及注意事项，并应分组进行，避免人多拥挤。在盥洗中，要指导婴幼儿掌握正确盥洗的方法。

问题2：盥洗包含哪些内容？其正确方法是什么？

①洗手。洗手前，幼儿应先卷起衣袖，轻轻拧开水龙头，水流不要过大，淋湿手，然后擦上肥皂，手心手背手指缝互搓，搓出肥皂泡沫，再用清水冲洗干净，关好水龙头，在水池内甩几下手，最后用自己的毛巾将手擦干。1.5岁以下的幼儿可站着配合老师洗手，2岁以上的幼儿要逐步学会自己洗手，并养成餐前、便后、手脏时洗手的好习惯。

②洗脸的正确方法。先用毛巾擦里、外眼角，然后擦前额、两颊、下巴、嘴、鼻子，将毛巾翻过来，再擦耳朵和耳背（如果有鼻涕，先用纸巾揩掉）。冬季洗脸后应涂婴幼儿专用护肤品。

③洗头。为婴幼儿洗头时，当心别把肥皂沫弄到婴幼儿的眼睛里，要护住两耳，以免进水。洗完头以后要用干毛巾擦干眼睛和耳孔。

④洗澡。婴幼儿洗澡应按一定的顺序进行，先洗头、颈、胸腹、背、两臂、两腿，最后洗臀部和脚。

⑤洗脚。婴幼儿洗脚时，水温要适宜，用温水浸泡双脚，以加强血液循环。婴幼儿的脚缝、脚背、脚后跟都要洗净，洗净后用毛巾擦干。

⑥剪手指甲、脚指甲。幼儿园教师还应定期为婴幼儿剪指甲（全托婴幼儿应定期剪脚指甲），注意不要剪得太深，对剪指甲时不肯合作的婴幼儿应等其熟睡后再剪，不要强迫进行。使用剪刀时要注意安全。

四、相关知识

七步洗手法

七步洗手法可以简单记为：内、外、夹、弓、大、立、腕。

第一步（内）：洗手掌，流水湿润双手，涂抹洗手液（或肥皂），掌心相对，手指并拢相互揉搓；

第二步（外）：洗背侧指缝。手心对手背沿指缝相互揉搓，双手交换进行；

第三步（夹）：洗掌侧指缝。掌心相对，双手交叉沿指缝相互揉搓；

第四步（弓）：洗指背。弯曲各手指关节，半握拳把指背放在另一手掌心旋转揉搓，双手交换进行；

第五步（大）：洗拇指。一只手握着另一只手大拇指旋转揉搓，双手交换进行；

第六步（立）：洗指尖。弯曲各手指关节，把指尖合拢在另一手掌心旋转揉搓，双手交换进行；

第七步（腕）：洗手腕、手臂。揉搓手腕、手臂，双手交换进行。

注意：洗手尽量使用流动水和肥皂，揉搓20秒以上，而且手腕、指缝等易被忽视的部位也要顾及，确保泡泡在手上停留20秒后再冲掉。

安全健康管理

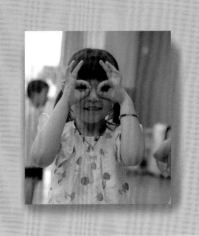

孩子内在的自信，是他做不好事情时仍能相信自己可以做好，面对负面评价时仍有向好的内在动力和寻求改变的能力。

0~3 岁婴幼儿处于迅速的发育过程中，由于发展能力的不均衡，各器官系统不成熟，对外界抵抗力低，易受伤、易患各种疾病，所以做好婴幼儿的安全防护和健康管理，是婴幼儿健康成长的基础保障，是日常工作的重中之重。

单元一 健康管理

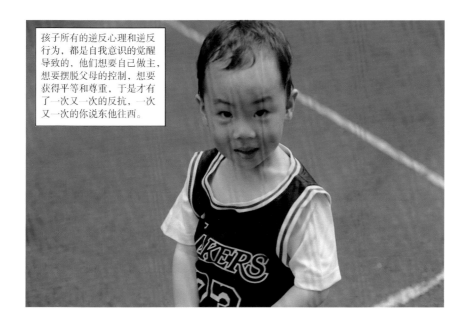

孩子所有的逆反心理和逆反行为，都是自我意识的觉醒导致的，他们想要自己做主，想要摆脱父母的控制，想要获得平等和尊重，于是才有了一次又一次的反抗，一次又一次的你说东他往西。

任务一 婴幼儿健康检查与监测

一、情境案例

新入园的天天 12 个月了，比起班里同月龄的孩子，从体型上看更为瘦小。入园时天天妈妈细致交代了天天的过敏情况、特殊的深度水解奶粉、容易出现湿疹的身体部位和护理乳液等。对于每一位新入园的孩子，老师们可能都会疑惑，要提前了解孩子哪些方面的健康信息？在孩子进入托育园后，又需要记录哪些健康信息呢？

二、问题呈现

（1）入园前需要了解婴幼儿的哪些健康信息？
（2）入园后婴幼儿每个月的健康检查怎么做，如何记录？
（3）如何根据婴幼儿的生长发育数据判断他的生长发育情况？

三、问题解决

问题 1：入园前需要了解婴幼儿的哪些健康信息？

我们要重点关注婴幼儿入园前健康检查信息收集及初步分析。

园所实行一人一档的健康管理制度。入托前，要对准备入托的婴幼儿进行健康状况和各领域发展水平的评估，判断其是否做好适应集体生活的准备。若发现婴幼儿患有传染性疾病，建议及时接受治疗，暂缓入托。入托前，需做好以下具体准备：

（1）所有婴幼儿在入托前需到当地相关医疗卫生机构进行健康体检，体检合格后方可入园。

（2）婴幼儿入托时需提供相应的预防接种卡证和婴幼儿健康检查记录。

（3）婴幼儿家长需将婴幼儿的基本情况、既往病史、过敏史等如实填写在"婴幼儿健康档案"（见表2-3-1）上并确认签字。

（4）由于各种原因中途离园2个月以上的婴幼儿，若再次入园，需重新体检。

托育人员在接收到家长提交的相关健康信息后仔细阅读，初步掌握婴幼儿的健康状况，如有无先天性疾病或慢性疾病等。对于患有先天性疾病或患有营养不良等疾病的婴幼儿，托育人员需及时记录"婴幼儿健康档案"并在后续的生活中进行有针对性的照护。

表 2-3-1　婴幼儿健康档案

1. 基本资料			
姓名：	性别：□男　□女	出生日期：　年　月　日	收托日期：　年　月　日
2. 健康史			
孕程状况：□无异常；□高危险妊娠疾病：□妊娠高血压　□妊娠糖尿病　□子痫前症　□其他（如：脐带绕颈、羊水污染）			
出生情形：□足月产，怀孕　　周，体重　　千克，头围　　公分； □早产，怀孕　　周，体重　　公克，头围　　公分 　　　　　□自然产　　□剖腹产　　□单胞　　□多胞　　胞胎			
新生儿先天性代谢异常疾病筛检：□无异常　　□异常　　□未检			
新生儿听力筛检：□通过　　□不通过　　□未检　　□其他：			
过敏体质：□无　□不知道　□有，何种状况：			
过敏项目：□无　□不知道			
□有，食物：　　　　　　药物：　　　　　　其他：			
有无先天性疾病：□无　□有：□先天性心脏病　□蚕豆症　□地中海型贫血　□其他			
过去曾患疾病：□无　□有：□肺炎/气管炎　□气喘　□荨麻疹　□热性痉挛　□中耳炎			
□异位性皮肤炎　□尿道炎　□肾脏病　□血液疾病　□其他			
曾接受外科手术：□无　□有；原因：			
家族疾病史：直系亲属中是否有遗传性疾病 □无　□有：□心血管疾病（如心脏病、高血压）□糖尿病　□癫痫　□癌症 □其他＿＿＿＿＿＿＿　　　　　　与幼儿的关系：			
婴幼儿目前有无须持续治疗疾病：□无　□有： 用药（或保健品）：□无　□有：			
我确认以上填写的信息属实。 家长签名：　　　　日期：			
3. 预防接种			
影印疫苗接种本上的记录，并存档。			

4. 健康检查
影印检查结果，存档，并完成健康检查记录表的登记（见表2-3-2）。

表 2-3-2　婴幼儿健康检查记录表

月龄	健康检查记录	说明
1个月	□正常　□异常，待追踪	
2~3个月	□正常　□异常，待追踪	
4~10个月	□正常　□异常，待追踪	
10~18个月	□正常　□异常，待追踪	
18~24个月	□正常　□异常，待追踪	
24~36个月	□正常　□异常，待追踪	

问题2：入园后婴幼儿每个月的健康检查怎么做，如何记录？

为了更好地了解婴幼儿在园的生长发育情况，掌握入托婴幼儿的生长发育水平，园所每月定期对婴幼儿进行身高、体重、头围的测量、记录和评估（见表2-3-3）。根据评估结果，及时发现问题，做到早发现、早干预。

表 2-3-3　月体位测量表

时间		月	测量人员签名	月	测量人员签名	月	测量人员签名	月	测量人员签名
身高体重	身高/厘米								
	体重/千克								
	头围/厘米								
时间		月		月		月		月	
身高体重	身高/厘米								
	体重/千克								
	头围/公分								

除每月常规的体位测量外，托育园还应为每位入园的婴幼儿提供在园生长发育评估，建议开展8次，分别在儿童3个月、6个月、9个月、12个月、18个月、24个月、30个月和36个月时进行。结合婴幼儿入托前的健康检查信息，进行对应月龄的生长发育评估，给予家长有关营养、睡眠、口腔护理、动作、语言、情绪发展等方面的教养建议，并做好追踪记录，动态观察婴幼儿的发展变化，及时调整干预措施。

问题 3：如何根据婴幼儿的生长发育数据判断他的生长发育情况？

（一）了解并运用曲线图法

曲线图法（图 2-3-1）是一种常用的生长发育评价方法。曲线图法方法简单、使用方便，既能追踪观察儿童某指标的生长发育，又能分析其发育速度和趋势；能比较个体和群体儿童的发育水平。曲线图中对生长发育的评价采用的是百分位法。

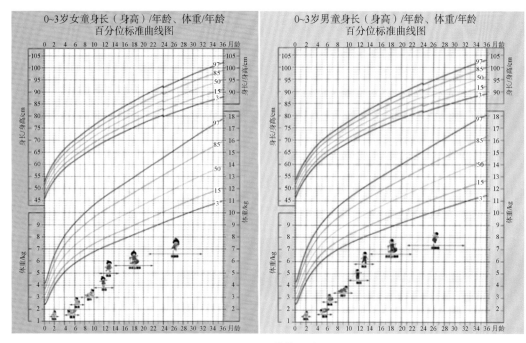

图 2-3-1　曲线图法

我们可以利用生长发育曲线图对宝宝的生长发育指标进行定期的、连续的测量，在每月固定的日子进行测量，将测量数值按月龄点在生长发育图上，连成曲线就是宝宝自己的生长曲线，从而动态观察生长的趋势，及早发现生长迟缓现象，以便分析原因，及早采取措施，促进宝宝的生长发育。

（二）案例分析

有一位叫玥玥的 24 个月的女宝宝体重曲线上升很快，身高曲线缓慢，本次测量结果为体重 15.21 kg，身高 86 cm。根据测量结果可以判断为肥胖。在平常生活中玥玥相对偏爱肉食和主食，不爱吃蔬菜，为数不多爱吃的蔬菜有菇类、土豆和茄子等，平常吃的水果中也含有大量糖分，糕点也吃得不少。在平常体育活动中，玥玥虽好动，但略少于摄入的热量。由此可以得出饮食对玥玥的体重有较大的影响的结论。

（三）总结及指导策略

1. 针对现状，改善饮食习惯

（1）实时提醒幼儿不要过快地饮食，要细嚼慢咽。

（2）控制食量，少吃主食和肉类，多吃蔬菜。

（3）不挑食，不多食，不暴饮暴食。

2. 鼓励幼儿多进行户外运动

（1）利用户外游戏时间，多进行一些活动量大并且幼儿感兴趣的活动。既能锻炼身心，又能开心有趣地去玩。

（2）在饭后带幼儿进行一些简单轻松的游戏，避免幼儿直接午睡造成消化不良。

3. 家园合作，家长配合参与幼儿健康计划

（1）培养幼儿定时定量的饮食习惯，不要让幼儿过量饮食。

（2）要给幼儿建立良好的饮食习惯，少吃高脂肪高热量的糕点甜食，少吃油腻的食品，准备一些低热量低脂肪的食品，如蔬菜、水果等。

（3）在天气好的情况下可以多带幼儿去户外玩耍，进行一些有趣的户外运动和亲子活动，增加能量消耗，减少脂肪堆积。

四、相关知识

（1）推荐书目：《幼儿卫生保健》，王东红、王洁主编，高等教育出版社出版。

（2）对婴幼儿进行定时定期的健康检查与持续的健康监测是确保婴幼儿健康成长的有效手段。托育园不仅需要掌握婴幼儿在入园前的基本健康状况，对其加以分析评估，还需在婴幼儿入园后对其进行持续性的关注与监测，每月定期检查，完成关键性生长发育的评估。在综合分析评估结果的基础上，为婴幼儿提供专业规范、安全健康的照护服务。因此，保教人员学习与掌握测量、记录、分析、评估婴幼儿成长状况的方法，及时为婴幼儿的健康成长提供指导就显得尤为重要。

任务二　晨、午、晚检

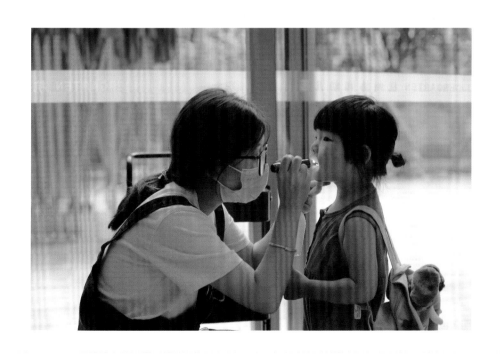

一、情境案例

早晨月月来上学，保健老师先检查了月月的身体情况。进班的时候，妈妈告诉老师月月今天没有吃早饭，老师引导月月进行洗手，开始吃早点。老师观察并记录早点情况。

上午活动时间，老师一直引导月月进行锻炼手部小肌肉的游戏，并且观察。活动后，老师提醒小朋友们饮水、上厕所。

中午吃饭时间，老师引导幼儿进行饭前洗手。老师观察各个幼儿吃饭的情况。吃完饭之后，老师带孩子们进行了一些安静活动。午睡时间老师引导孩子自主脱衣物，放置整齐。

入睡后，教师关注睡眠情况；睡醒后，提醒幼儿去厕所、洗手，吃下午点心，喝水，观察并记录喝水量，并提醒喝水少的孩子多喝水。

吃完下午点心后进行户外活动……

离园时间，老师与家长进行简单的交流……

二、问题呈现

（1）婴幼儿的托育园一日生活有哪些环节？

（2）设计一张日常情况检查表。

三、问题解决

问题1：婴幼儿的托育园一日生活有哪些环节？

婴幼儿一日生活包括以下几个大环节：

（1）入园。

（2）晨检。

（3）早操、晨间户外活动。

（4）生活照料。

（5）进餐。

（6）各领域活动。

（7）午休。

（8）离园。

问题2：设计一张日常情况检查表。

在一日活动过程中，保教人员还需针对婴幼儿在园的饮食、睡眠、大小便、精神状况、情绪、行为等方面进行观察，并以班级为单位做好记录工作。

表2-3-4是托育园日常情况检查表。

表2-3-4　托育园日常情况检查表

晨检	××班检查情况				
教师	周一	周二	周三	周四	周五
1. 教师手指甲剪短、干净，衣服头发整洁干净					
2. 检测教师体温					

晨检	××班检查情况				
3. 教师进入教室打开门窗通风换气					
4. 教师播放轻松音乐，打开灯光					
5. 检查室内户外场地、环境、教具和材料、桌椅是否安全					
6. 检查当日需要使用的教具是否准备齐全					
婴幼儿					
1. 婴幼儿手指甲剪短，手干净					
2. 检测幼儿体温					
3. 检查手部和口腔健康状况					
4. 观察婴幼儿身体是否有受伤部位					
5. 教师询问家长，关于幼儿饮食睡眠、大小便情况					
6. 检查婴幼儿是否携带不安全物品，发现立即处理。检查婴幼儿衣着、鞋子是否大小合适					
7. 检查幼儿喂药委托书上是否有家长签字					
全日观察					
活动情况	活动场地是否清洁				
	活动环境是否舒适				
	活动时间是否合理				
睡眠卫生	午睡前，教师检查幼儿是否有喂药委托，如有，喂药后教师签字				
	午睡中，安排好午睡位置，夏天注意防暑，冬天注意保暖				
	午睡中，婴幼儿不蒙头，盖好被子，不窃窃私语				
	午睡后，婴幼儿整理衣服，冬天时，内衣塞在裤子里				
盥洗卫生	饭前便后洗手				
	饭后擦洗脸				
	睡醒擦洗脸				

晨检		××班检查情况			
进餐习惯	早点后，教师检查婴幼儿的手脸是否干净，检查婴幼儿是否口含果核没有吐出				
	午餐时，婴幼儿用餐姿势正确，饭桌上无饭粒				
	午餐后，教师检查婴幼儿是否口含饭菜，没有咽下				
	午点后，检查婴幼儿是否口含果核没有吐出				
排泄卫生	观察婴幼儿大小便次数、形状、颜色				
	保持厕所清洁				
离园检查					
教师					
1. 检查插座是否关闭电源，检查电灯、空调是否关闭					
2. 检查门窗是否关闭					
3. 检查教室场地、环境是否干净、安全					
4. 检查当日填写的表格是否完成					
婴幼儿					
1. 检查婴幼儿的衣服是否干净齐整、检查幼儿的衣物有无遗漏					
2. 检查婴幼儿的手和脸是否干净					
3. 检查婴幼儿的身体有无受伤					
4. 下午，教师检测幼儿体温					

四、相关知识

晨检：晨间检查是为了了解婴幼儿的健康状况，检查婴幼儿的个人清洁卫生，以便做到对疾病的早发现、早预防、早隔离、早治疗。

晨间检查的一般方法如下：

（1）一看：看脸色，看皮肤，看眼神，看喉咙。

（2）二摸：摸摸是否发烧，摸腮腺是否肿大。

（3）三问：问婴幼儿在家吃饭情况，睡眠是否正常，大小便有无异常。

（4）四查：检查婴幼儿是否携带不安全物品。

任务三 常见传染病的识别与应对

一、情境案例

秋冬交替之际，班里的许多幼儿出现了流鼻涕的症状。一天早上，红红在托育园玩耍时突然发热、恶心、呕吐。请问，作为保教人员，你该关注哪些问题？

二、问题呈现

（1）托育园常见传染病有哪些症状？

（2）常见传染病如何防控？

三、问题解决

问题1：托育园常见传染病有哪些症状？

（一）流行性感冒

（1）由流感病毒引起的急性呼吸道感染，有鼻塞、流鼻涕、喉痛、咳嗽等症状。

（2）多以高热起病，伴头痛、乏力、周身酸痛，体温可达40 ℃。

（3）有时会出现呕吐、腹泻等肠胃症状。

（二）诺如病毒感染

（1）症状类似感冒，会有发热、恶心、食欲不佳等症状。

（2）另伴随严重腹泻、呕吐，幼儿发病时以呕吐居多。

（三）轮状病毒感染

（1）早期症状是呕吐，体温升高至39℃。

（2）连续腹泻，后期大便呈水样或稀米汤样。

（3）可能会出现脱水现象，神志萎靡、嗜睡、面色灰白、前囟门和眼窝凹陷、皮肤松弛、尿少、口腔黏膜干燥。

（四）手足口病

（1）手、足、口等部位出现疱疹。

（2）口腔黏膜尤其舌头和颊黏膜出现疱疹或溃疡。

（3）发热。

（五）水痘

（1）潜伏期体温较低，持续1~2天。婴幼儿一般无早期症状，一发热就出疹。

（2）出疹期：先出现在躯干、头部，逐渐延及四肢。分布以发际、胸背较多。

（3）皮疹呈椭圆状，3~5 mm大小，水泡周围有红晕，先出红斑疹，数小时之内会变为丘疹，再形成疱疹。出疹期间皮肤瘙痒，然后结痂，1~2周后痂皮脱落。

（六）疱疹性咽峡炎

（1）发热。

（2）不自主地流口水。

（3）因咽喉部位疼痛、吞咽困难而出现拒食、哭闹。

（4）咽部充血、口腔黏膜出现灰白色疱疹，少则 1~2 个，多则超过 10 个，周围有红晕。

（5）2~3 天后，红晕加剧扩大，在疱疹破溃后形成黄色溃疡。

（七）流行性腮腺炎

（1）发热，体温高达 39 ℃以上，常有畏寒、咽痛、食欲不振等症状。

（2）恶心、呕吐、全身疼痛无力。

（3）主要症状为腮腺肿痛，用手触摸，明显感觉耳朵下方肿大。

（八）麻疹

麻疹分 4 个阶段，症状不同。

（1）潜伏期：6~18 天，发生轻微体温上升。

（2）发疹前期：一般为 3~4 天。表现类似感冒，容易被误判，但是眼部症状明显，结膜发炎、眼睑水肿、眼泪增多、畏光、下眼睑边缘有一条明显充血横线，这对诊断很有帮助。

（3）出疹期：多发生在发热后 3~4 天。体温可突然升高至 40.5 ℃，皮疹为稀疏、不规则的红色丘疹，疹间皮肤正常。出疹顺序：先是耳后、颈部、发际边线，然后遍及脸、躯干及上肢，通常第 3 天会蔓延到下肢。

（4）恢复期：出疹 3~4 天后，皮疹开始消退，皮肤留有糠麸状脱屑及棕色色素沉着，7~10 天痊愈。

（九）猩红热

（1）前期症状：发热，严重者体温可升至 40 ℃，伴头痛、咽痛、杨梅舌（舌面光滑，呈肉红色，浅表皲裂，舌乳头肿大、充血发红，似熟透的杨梅。这是猩红热的主要症状之一）、咽红肿、扁桃体上可见点状或片状分泌物。软腭充血水肿，并有米粒大的红色斑疹或出血点。

（2）出疹期：皮疹是猩红热最重要的症状之一。多数感染后 1~2 天出现。从耳后、颈底和胸部开始，1 天内可蔓延至胸、背、上肢，最后至下肢。典型特征是在全身皮肤充血发红的基础上，散布着针帽大小、密集而均匀的点状充血性红疹，手压全部消退，去压后复现。

（3）恢复期：退疹后 1 周内开始脱皮，躯干多为糠状脱皮，手掌、足底皮厚处多见大片膜状脱皮。

（十）急性出血性结膜炎（俗称"红眼病"）

（1）急性出血性结膜炎潜伏期短，感染后数小时就会出现症状。

（2）有畏光、流泪、异物感、眼痛等症状，婴幼儿表现为眯眼和不断用手揉眼睛。

（3）眼睛有黏稠分泌物。

（4）眼睑肿胀，眼球结膜下出血。

问题2：常见传染病如何防控？

当园所发现疑似传染病例时，应及时让患儿出班进入隔离室，并通知家长带其回家隔离，待病愈时持就诊医院的痊愈证明返园。对有传染病的班级应立即采取检疫措施和严格的消毒，对有接触史的幼儿和教师进行检疫观察。检疫期间幼儿不能转出、转入，保教人员不能调班、串班，检疫期满并无传染病发生方可解除。倘若保教人员出现症状，应立即佩戴口罩到辖区门诊就诊。保健员负责与隔离员工或婴幼儿的家长联系，了解其健康状况。常见传染病的隔离期标准见表2-3-5。

表 2-3-5　常见传染病的隔离期标准

疾病	潜伏期	传染隔离期与返园要求
流行性感冒	7 天	退热后 2 天
流行性腮腺炎	14~21 天	发病至腮腺肿大完全消退，发病后不少于 14 天
水痘	14~21 天	隔离至水痘疱疹全部结痂、痂皮干燥后，发病后不少于 14 天
麻疹	7~21 天	发病之日起，至退疹或出疹后 5 天，并发肺炎至疹后 10 天
病毒感染性腹泻（诺如病毒、轮状病毒感染）	1~10 天	症状完全消退后 3 天
手足口病	2~10 天	症状完全消退后 7 天
疱疹性咽峡炎	3~7 天	发热症状消失后 3 天，加重或伴随发热症状消退后 7 天
风疹	14~21 天	初诊后 5 天
猩红热	12 小时~12 天	病后 7 天
肺结核	长短不一	有的肺结核患者至少经过 3 个月治疗，症状减轻或消失，胸部 X 线病灶明显吸收，连续 3 次痰涂片检查的间隔时间至少满 1 个月。有的肺结核患者经过 2 个月治疗，症状减轻或消失，胸部 X 光病灶明显吸收，空洞缩小或闭合，连续 2 次痰涂片检查均为阴性，每次痰涂片检查的间隔至少满 1 个月

任务四 委托用药

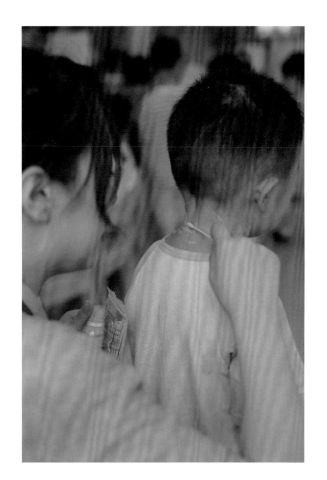

一、情境案例

小龙妈妈在早晨入园时委托老师给小龙在中午饭后服用奶奶从老家带来的偏方，治疗咳嗽。

二、问题呈现

问题：当家长提出委托用药请求时，老师要确认哪些信息？关注和记录哪些用药环节？

三、问题解决

为确保婴幼儿在园用药安全，园区只接收医生开具的一日三服的药物（需附上用药储存和处置药物的具体说明）。托育人员需对家长的带药信息充分了解，熟悉服药流程并做好记录。家长和托育园的保教人员需注意以下几点：

（1）家长委托托育园为婴幼儿用药时，必须阅读《托药须知》（见表2-3-6）并填写《托育机构服药委托书》（见表2-3-7）并确认签字。托育园的保教人员需要仔细查看服药单上的每项内容是否填写清楚，核对药品名称是否正确。

亲爱的家长： 　　您好！宝贝的健康，是我们共同关注的焦点，感谢家长的关心与支持，确保婴幼儿用药安全，请您详阅后签名，谢谢！ 　　**家长在托药时的注意事项：** 　　1. 填写托药单：内容包括日期、幼儿姓名、医师诊断原因、药物剂量（如药粉一包、药水5 mL）、服药时间及家长签名。 　　2. 请携带一天所需喂药分量即可。 　　3. 老师将依托药单交代指示给药，若无托药单，为保护幼儿用药安全，老师均不会让孩子用药，也不随意接受家长口头托药，不随意给成药，敬请谅解。 　　以上托药须知，感谢您的配合。 　　　　　　　　　　　　　　　　　　　　　　　　　　　家长签名： 　　　　　　　　　　　　　　　　　　　　　　　　　　　时间：

表 2-3-7　托育机构服药委托书

班级：　　　　　婴幼儿姓名：　　　　　　用药日期：						
◎ 家长配合事项：请在药包或药瓶上写下孩子的名字						
用药原因　□感冒　□肠胃炎　□其他 会　　有　□咳嗽　□流鼻水　□腹泻　□发烧　□其他的症状出现						
＊口服药物						
用药 内容	使用量及时间（请勾选）				喂药完成时间	喂药者签名
	早餐	午餐	下午 点心	其他时间（发烧38 ℃以上、腹泻、4~6小时一次等）请注明		
药包						
药水						
其他						
◎ 若有不同瓶药水，请注明颜色及使用量						
＊外用药						

给药部位	给药时间及量（其他情况请注明）		给药完成时间	给药者签名
眼睛	药水：（　　）眼			
	药膏：（　　）眼			
耳朵	（　　）耳			
鼻子	（　　）鼻			
皮肤				
＊需放冰箱的药物				
＊家长注意事项				
＊孩子用药后的反应				
家长签名：	紧急联络电话：			

注：孩子生病在园所服药时请填家长委托书，交由托育人员统筹办理，如发生任何副作用，请家长自行负责。在交接药品的过程中，需注意接收由医院开具的具体的用药须知、药物储存要求以及处置药物的具体说明。

（2）带班教师喂药时，必须认真核对药品名称，严格按照服药单上的服药时间、剂量喂药，喂药后在《婴幼儿委托服药登记》（见表2-3-8）上进行记录并签名。

表2-3-8　婴幼儿委托服药登记

日期	班级	姓名	药物名称	服药剂量	服药时间	药后反应观察	执行教师签名

（3）婴幼儿在托育园不服用抗生素类药品，如遇特殊情况必须服用抗生素类药品时，家长必须向托育园提供该药品的医院处方复印件。

（4）婴幼儿在托育园内不服用保健药品（如维生素、钙锌片等保健品）和非独立包装的药品、中草药等。

（5）婴幼儿连续几天服用同种药品时，家长必须每天填写服药单和服药委托书，与药品一并交给班级教师，教师需将药品放进药品柜。出现超过3天带药或者同时服用两种药物以上的情况，托育园所应建议儿童在家休息。

（6）婴幼儿在园服药的药袋、药瓶需要保留3天。若无特殊情况，每周五各班需清理药品柜里剩余的药品。

任务五 口腔清洁

一、情境案例

吃完午饭，老师请小朋友带着水杯到洗手间漱口，注意口腔清洁。西西说："我……我的牙齿上面有辣椒（番茄皮）。"旁边小丸子说："喝口水，咕噜噜，就没有了，我刚才沾在门牙上的小葱就是这样被冲走的。"西西拿起牙刷，老师帮忙挤了米粒大小的牙膏，西西自己有模有样刷了起来。可是西西只会刷前面的牙齿，不会刷后面的，老师赶紧过来一边帮西西刷牙，一边教西西自己刷牙。

二、问题呈现

（1）不同月龄的宝宝刷牙方式有哪些不同？

（2）婴幼儿应选用什么牙膏？

（3）怎样使用不同牙刷进行清洁？

三、问题解决

问题1：不同月龄的宝宝刷牙方式有哪些不同？

不同月龄的宝宝清洁牙齿需要选择不同牙刷：

（1）0~6个月（出牙前）——纱布牙刷：纱布牙刷最主要是让宝宝适应刷牙，防止奶垢的堆积。

（2）6~8个月（2颗牙齿）——指套牙刷：指套牙刷主要帮助宝宝按摩，缓解出牙的不适，让宝宝更舒服。

（3）8~10个月（3~5颗牙齿）——牙胶牙刷：牙胶牙刷既是玩具又可以当牙刷，按摩宝宝的牙床，让宝宝习惯刷牙的动作。

（4）10~12个月（6颗牙齿以上）——硅胶牙刷：可以按摩宝宝牙床，清洁宝宝牙齿，硅胶不会伤害宝宝的牙齿。

（5）1岁~2岁（10颗牙齿以上）——软毛牙刷：软毛牙刷具有弹性，可以更好地清洁牙齿，同时不伤害宝宝牙床。

（6）2岁以上（16颗牙齿以上）——可以选择儿童电动牙刷。

问题2：婴幼儿应选用什么牙膏？

并不是开始清洁口腔就要开始使用牙膏的，这一点请注意。

（1）出牙前：用清水清洁口腔即可。

（2）1岁以后：选用微氟牙膏，但要注意用量，一般米粒大小即可，需锻炼宝宝吐口水。

（3）2岁后：使用符合国际标准的含氟儿童牙膏，一般黄豆大小即可。

问题3：怎样使用不同牙刷进行清洁？

注意，婴幼儿还没有独立刷牙时需成人帮助，宝宝张大嘴巴，大人站宝宝身后，即可按巴氏刷牙法帮助宝宝，无法直立行走的宝宝建议抱坐大人的腿上，用合适的牙刷进行巴氏刷牙法，帮助宝宝进行牙齿清理。

1. 手指牙刷与纱布牙刷的刷牙方式及流程

（1）牙齿清洁前要做彻底的手部清洁。

（2）用纱布蘸取温水，将水分挤干，挤干后打开纱布轻轻地用手指抵住一头包裹住，光滑的一面向外，因为接触宝宝的这一面需要是光滑平整的（手指牙刷需大人一根手指插进去，同时要先给手指牙刷做好清洁）。

（3）擦拭口腔顺序，从宝宝的两颊到舌头—到上颚—再到牙龈—最后到外嘴唇。

2. 用硅胶牙刷之后的正确刷牙方式（巴氏刷牙法）

（1）正确握法，拇指前伸比"赞"的手势。

（2）将牙刷对准牙齿与牙龈交接的地方，刷上排牙齿时刷毛朝上，涵盖一点牙龈，牙刷作水平短距离运动。刷下排牙齿时刷毛朝下，依照同样的要领刷。

（3）刷毛与牙齿呈 $45°\sim60°$ 角，同时将刷毛向牙齿轻压，使刷毛略呈圆弧，刷毛的侧边也与牙齿有相当大的接触，但刷毛不可被牙齿分岔。

（4）牙刷定位后，开始做短距离水平运动，在 $2\sim3$ 颗牙前后来回约刷 10 次。

（5）刷牙时张大嘴，看到上排右边最后一颗牙。然后由右后方颊侧开始，刷到左边；然后左边咬合面、左边舌侧再回到右边舌侧，然后右边咬合面。如此循序刷便不会有遗漏。刷牙的顺序有一个口诀：右边开始，右边结束。

（6）刷咬合面时，来回地刷，每次刷 $2\sim3$ 颗牙。

（7）上颚后牙的舌侧是较不易刷的地方，刷毛仍对准牙齿与牙龈的交接处，刷柄要贴近大门牙。刷右边舌侧时刷柄自然会朝向左边，建议用左手刷右边的后牙舌侧，就顺利多了。

（8）此外，刷后牙的颊侧用同侧手，即刷右边颊侧用右手，左边颊侧用左手。同时，刷柄可将脸颊撑开，有利于观察。

（9）刷完上面的牙齿，再用同样的原则与方法刷下面的牙齿。

四、相关知识

牙线清洁：除了以上所述牙面清洁的方法之外，还应注意孩子的牙间清洁。乳牙由于具有特有的解剖形态，因此容易嵌塞食物。另外，乳牙存在生理间隙，也容易嵌塞食物。家长和孩子要学会使用牙线，可以很方便地去除嵌塞食物残渣，保持牙间清洁，预防蛀牙。

五、推荐绘本

（1）适合一岁以上宝宝绘本：《鳄鱼怕怕　牙医怕怕》。

（2）适合两岁以上宝宝绘本：《牙齿大街的新鲜事》《小熊不刷牙》《一起刷刷牙》。

单元二 伤害预防

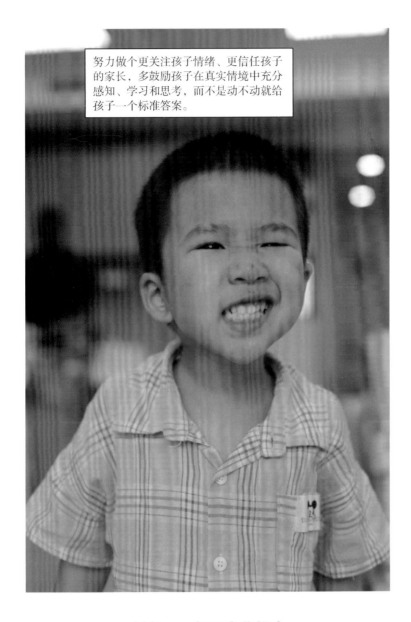

努力做个更关注孩子情绪、更信任孩子的家长，多鼓励孩子在真实情境中充分感知、学习和思考，而不是动不动就给孩子一个标准答案。

任务一 每日安全检查

安全工作重在预防。定期进行安全检查，可以提前发现并消除安全隐患，最大限度地降低园区安全事故的发生。园所在每学期开园前实施园所内外环境大排查，开园后实行一天一小查、一周一大检的安全检查制度，可以有效确保婴幼儿在园的安全。因此，知道并掌握不同时间段的安全检查事项，做好相应的跟踪记录与处理工作就显得尤为重要。

一、情境案例

小小老师发现班里的小木马有一个小零件松动了，用手扒了一下，小零件掉落在地上。彤彤老师见状说："哎呀，小朋友每天玩，都玩坏了。这小零件要是被他们捡起来吃到肚子里可不得了。"

二、问题呈现

托育机构中每周/每月/每日安全自查的要点有哪些？室内/外安全检查要点有哪些？

三、问题解决

（一）开园后每周安全检查

安全教养环境的维系需依托于日常管理，每周五放学后园长需要对环境进行检查、监控和评估，发现隐患要及时处理，以减轻或避免安全危害。园长还应在每周五放学后对园舍内的消防安全进行全面检排查（见表2-3-9），如消防报警装置、应急照明装置、活动空间设置、园区内所使用的物品、玩教具的安全状况等。

表2-3-9 托育机构每周安全检查表

分类	检查内容
消防装置	新风系统、烟雾报警器和一氧化碳探测器运行正常
	紧急出口有标志、有指示灯且内侧未上锁
	在醒目位置张贴火灾和其他自然灾害的疏散程序，并有对员工和幼儿的家庭明确说明
活动空间	环境无烟、无铅、无毒、无易燃家具
	合理划分空间，以免婴儿被年龄较大的幼儿撞倒
	游乐区远离门口
	教室的布置有助于学步儿和幼儿轻松移动到活动区域
	婴儿床位于出口附近，以防出现紧急情况
	供热和制冷系统以及空气质量安全
设施设备	测试水温，确保温度在38度以下，或者水龙头装有防烫装置
	确认急救箱内物品齐全，并存放在儿童无法触及的置物柜中
	安装带有门锁装置的安全门，用于阻挡幼儿进入楼梯及其他禁止幼儿进入的区域。安全门高度至少是儿童身高的3/4。保证门隙足够小，不会夹住幼儿的头部，或者用刚性网筛遮盖，不使用折叠门和/或压力门

分类	检查内容
教玩具	婴儿床上没有锻炼玩具以及其他玩具、镜子、悬挂饰物或悬挂玩具
	所有玩具和设备没有掉漆、特殊香味或塑料味，均适合儿童发展，且状况良好
	不提供直径小于 3.5 cm 的玩教具，如有已经单独收好的小零件，则需在教师陪同下使用
	玩具和材料摆放在搁架上，较重的物品置于底部

除此之外，每月还需定期对园区医药箱中的物品进行核对、检查（见表 2-3-10），及时更换临近质保期或存在质量问题的医药物品，确保医疗用品的使用安全。

表 2-3-10　托育机构每月医药箱检查表

编号	物品	数量	保存期限	年检核记录											
				1月	2月	3月	4月	5月	6月	7月	8月	9月	10月	11月	12月
1	75%酒精棉片	10 片													
2	75%酒精	1 瓶													
3	优碘 20 mL	1 瓶													
4	碘伏	1 瓶													
5	生理盐水 20 mL	5 瓶													
6	氨水	1 瓶													
7	灭菌纱布	2 包													
8	无菌脱脂棉	1 卷													
9	灭菌棉棒 10 支/包	2 包													
10	创可贴	1 组													
11	压舌板	1 包													
12	弹性绷带	1 卷													
13	透气胶带	1 卷													
14	网状绷带	1 组													
15	三角巾	2 条													
16	安全别针	3 枚													
17	剪刀	1 把													
18	即冷冰袋（冰箱冷冻柜）	1 个													

编号	物品	数量	保存期限	年检核记录											
				1月	2月	3月	4月	5月	6月	7月	8月	9月	10月	11月	12月
19	体温计	1支													
20	手套	1副													
21	口罩	1个													
22	一次性消毒针	1盒													
23	医用棉球	1瓶													
24	清凉油、风油精、薄荷油、蚊不叮、防蚊花露水、绿药膏、清凉油	1瓶													
25	抗菌消炎药	1瓶													
26	麻黄素滴鼻液	1瓶													
27	橡皮膏	1管													
28	20%的肥皂水（或者其他弱碱性清洁剂）	1瓶													
29	0.1%的肾上腺素溶液或云南白药	1瓶													
30	其他（镊子、烫伤药膏）														
检核人 签章															

注1：物品须清楚标示保存期限到期日且未过期；有卫生部核准字号；且不可为分装药品。

注2：医药箱放置在婴幼儿无法拿取之处，并每月检核。

（二）开园后每日安全检查

托育机构的教室、中小型玩具、大型器械等都是婴幼儿学习、游戏必不可少的基本条件。这些硬件物质若维护不善、使用不当会对婴幼儿的安全带来巨大的威胁。因此，保教人员每日定时的安全检查是保障婴幼儿日常生命安全和促使一日活动正常开展的基础。根据婴幼儿日常活动范围及活动时常需使用的物品，每日的安全检查将着重对室内外物质环境和一日流程安排所涉及的设施、设备与教（玩）具及合理归置点进行具体的核实检查。

1. 每日室内环境的安全检查

婴幼儿入托后，大多数的活动都将在室内进行，因此，室内环境的管理既要符合安全、卫生和教育的要求，又要适合婴幼儿发展的特点与需要，使婴幼儿在愉快的氛围中生活和学习。因此，托育机构的保教人员每日需对自身的个人卫生和工作规范（见表2-3-11）、当日活动所涉及的室内场所（见表2-3-12）以及婴幼儿的衣物和随身物品进行检查，并时刻关注一日活动中婴幼儿的睡眠安全和活动环境中的用电安全。

表2-3-11 托育机构保教人员每日安全自查清单

分类	检查内容
个人卫生	1. 到园后再更换制服。夏季或传染病高发期间要每天换洗，冬季至少2~3天换洗1次。 2. 长发扎起，刘海不得盖住眼睛。 3. 保持指甲清洁。不留长指甲，避免抓伤婴幼儿。不涂指甲油，即使是无色透明的。 4. 保持个人卫生与健康，咳嗽或生病时应戴口罩或在家休息。 5. 不佩戴首饰，避免划伤婴幼儿皮肤
工作细节	1. 给婴幼儿喂食时，不得用手捏食物。泡奶时，请勿用手抓握奶嘴。 2. 不可直接用手接触婴幼儿喝水用的杯口、瓶口。 3. 不可使用婴幼儿的寝具，也不可踩在上面。 4. 不可亲吻婴幼儿的嘴巴或脸颊。 5. 不得让婴幼儿直接坐在地上或活动垫上穿裤子，以免臀部直接接触地面造成细菌感染。 6. 帮婴幼儿擦药时，应使用棉签或棉球，不可直接用手擦。 7. 帮婴幼儿清洁鼻腔时，应使用棉签。 8. 纸巾1次擦1个人、1个部位，不可再用于其他部位或其他婴幼儿。 9. 帮婴幼儿擦眼泪时，要用纸巾轻轻按压。 10. 婴幼儿因流汗、洗手、流口水而弄湿衣物时，要及时更换。将脏衣服放入塑料袋中，开口透气，待离园时再扎紧袋口，放入书包中，由家长带回。尿湿或排便弄脏的衣物，要基础清洁后再装入袋内

表2-3-12 托育机构室内场地及教玩具安全检查表

分类	名称	检查内容
环境	墙面、天花板	有无油漆剥落 是否有渗水 是否有霉斑
	门	门把手是否松动 防夹手是否脱落 门板是否偏移、歪斜 门锁是否开关正常

分类	名称	检查内容
环境	窗	有无松动 玻璃有无裂痕 窗帘和窗帘绳是否安全、有无会勒住婴幼儿的绳索
	地面	是否平坦 有无起泡或凹陷 有无渗水或霉斑
	电器	电源线有无破损 有无异常声 是否发热 不使用时拔掉插头，并存放在儿童接触不到的地方
	开关插座	有无破损　有无变形　有无变色
	柜	是否摇晃 是否破损 软包是否脱落 柜门是否偏移
	大型游戏器材	是否松动、摇晃 是否生锈、掉漆、褪色 螺钉是否完好 周围软垫是否完好
	桌椅	有无破损 有无松动 有无木刺
	动植物	无毒、无潜在风险
	洗消用品	是否存放在带标签的原装容器中 是否放在儿童无法触及的锁柜中
	保育操作台	周围无电器或尖锐物品 稳定无松动
	床	有无木刺 有无摇晃、松动 有无软包脱落 有无枕头、被子、毛绒玩具或摇铃等物品
	地毯	平整无磨边 干净无异味
	电线	是否磨损或损坏 是否绑在一起，远离水、婴幼儿

分类	名称	检查内容
教玩具	玩具	有无破损 有无掉漆、褪色 配件有无缺损、遗失 是否有无法清除的污痕 数量有无遗失
	教具	有无破损 有无掉漆、褪色 数量有无遗失 小零件是否放置在高处
禁止出现物品	易碎物品	有无陶瓷、玻璃制品
	尖锐物品	有无剪刀、刀具、别针
	潜在哽噎危险的物品	有无纽扣、硬币、未充气的气球、弹珠、磁铁、泡沫块、塑料袋和泡沫塑料物品（如教学活动需使用此类物品应确保平时放在高处，婴幼儿无法触及）

2. 每日室外环境的安全检查

根据《托育机构管理规范（试行）》的规定，婴幼儿每天须保证至少 2 小时的户外活动时间。为了确保婴幼儿户外活动安全，在每次户外活动开展前，保教人员必须对所需使用的室外场地进行安全检查，确保环境的卫生与安全（表 2-3-13）。

表 2-3-13　托育机构室外安全检查表

分类	检查内容
环境	1. 此区域有没有杂物，包括玻璃、积水、冰和动物粪便 2. 有没有有毒植物 3. 有没有对儿童造成危险的动物 4. 仓库是否已上锁 5. 游乐区有没有洞和绊倒的危险 6. 利用树木、雨篷或遮阳伞提供阴凉处
设施设备	1. 所有游乐设备有没有生锈或腐朽，有无裂缝、脱落的油漆以及突出的钉子和螺栓。使用沙盒前将沙摇匀，不使用时进行遮盖 2. 戏水池水深不超过 60 cm 3. 栅栏有没有碎片和锐利边缘
玩具	1. 有没有任何含有铅的玩具 2. 油漆有没有剥落 3. 玩具有没有锋利的边缘 4. 玩具有没有松动的螺母和螺栓 5. 有无易碎的玩具，如陶瓷玩具 6. 玩具有没有生锈或腐朽

对于在上述安全检查过程中出现的任何存在安全隐患和需要处理的地方，检查人员需在检查完成后及时填写"安全检查与处理记录表"（见表2-3-14），最大限度地确保婴幼儿的人身安全。

表2-3-14　安全检查与处理记录表

时间：年　月　日		报告人		后勤主管	
区域	设备或物品名称	安全隐患情况描述	现场处理方式	后续处理方式	处理结果

四、相关知识

托育机构需格外注意的物品：考虑到婴幼儿的发展特点，托育机构安全环境中还需格外注意可能含铅的物品、有毒有害的室内外动植物和其他具有安全隐患物品的出现（见表2-3-15）。

表2-3-15　托育机构需格外注意的物品清单

物品分类	具体物品
去除任何含铅的物品	家具和玩具上的油漆、印刷报纸、由含铅颜料制成的蜡笔、化妆品、没有合格生产标准的陶瓷、一些民间药物、进口罐头食品、儿童饰品、糖纸上沾有铅墨水的糖果
可能对儿童有害的室内外植物	映山红、铃兰、马樱丹、爬山虎、国王椰子、花叶芋、圣诞玫瑰、水仙花、金边常春藤、菊花、夹竹桃、巴豆、一品红、万年青、绿箩、常春藤、报春花、绣球花、龟背竹
托育园中禁止出现的动物	蝙蝠、寄居蟹、蜘蛛、毒虫、狼狗、流浪动物、鸡、鸭、攻击性强的动物、爬行动物和两栖动物、发情期的动物、不足一岁的动物
婴幼儿生活场所中需要重视的可能有安全隐患的物品	轻薄的塑料布和塑料袋、热水壶、暖瓶、药品、清洁消毒用品等均放置于婴幼儿不可触及的专用地方； 插座、电线等有专门防护，避免烫伤、烧伤、触电、中毒等事故； 紫外线杀菌灯的控制装置应单独设置，并应采取防误开措施

任务二　根据检查表格内容进行安全问题分析

一、情境案例

在进行开学大检查时，涂涂班的老师使用一张检查表格见表2-3-16。

表 2-3-16　托育园玩具安全检查表

日期：×年×月　　填表人：×老师

检查内容	有	无	整体分析
1. 玩具含铅	—	√	
2. 玩具上的油漆剥落	—	√	
3. 玩具锋利边缘	—	√	木质玩具的螺丝出现不同程度螺丝松动
4. 玩具螺母和螺栓松动	√	—	
5. 易碎玩具	—	√	
6. 玩具生锈、腐朽	—	√	

二、问题呈现

检查表格是工作的第一步，完成表格后要做的相关工作还有哪些？

三、问题解决

（1）找出检查表中的问题：班级里的小椅子及木质玩具螺丝、外出的婴儿车出现了不同程度螺丝松动。

（2）分析安全隐患：小椅子的螺丝松动容易导致幼儿坐下的时候因椅子散架而摔跤；木质玩具螺丝松动容易导致玩具散架、螺丝这些尖锐细小物件可能会刺伤幼儿；婴儿车螺丝松动容易在颠簸的时候导致婴儿车散架、婴儿摔跤受伤，由于婴儿皮肤保护功能较弱、骨头较软，摔跤可能会导致非常严重的后果。

（3）处理安全问题：发现螺丝有不同程度松动后，需要进一步检查是否有细小零件遗失或散落。首先我们需要找到遗失或散落的细小零件，然后暂时把零件存放在婴幼儿接触不到的地方，同时把相应的玩具、椅子和婴儿车也存放在婴幼儿接触不到的地方暂停使用，然后登记检修单请专业人士检查维修并关注进度。同时，将自己检查到的安全信息上报管理人员，将此信息分享给托育机构的全体工作人员。

任务三　离园安全

一、情境案例

放学时，园所大门外聚集了很多家长。家长们焦急地等在门外，都希望自己能早些接到孩子，都尽量往园区大门靠。托育园的工作人员进出都需要费力挤过人群。

王老师和李老师说，家长都很急，但是我们不能急，要按工作流程来。

二、问题呈现

（1）婴幼儿离园前，教师需做好哪些准备工作？

（2）婴幼儿离园时，教师应安排哪些工作？

（3）陈述婴幼儿离园时突发情况的处理流程。

三、问题解决

问题1：婴幼儿离园前，教师需做好哪些准备工作？

（1）道别仪式。每日离园前，教师与婴幼儿应有固定的道别仪式，如播放固定的告别音乐，回顾一天快乐的、有意义的事情，肯定他们取得的点滴进步。针对学步婴幼儿，教师可以蹲下来与他们拥抱，约定明天见，让他们带着良好的情绪回家。

（2）物品准备。教师帮助并鼓励幼儿整理好自己离园需携带的物品（如弄脏的衣服、水杯等）。提醒月龄较大的幼儿如厕，帮助月龄较小的婴幼儿更换尿不湿。协助幼儿穿外套、换室外鞋。

（3）安全检查。准备工作完成前，班级大门保持关闭状态，防止婴幼儿打闹或走失。教师清点人数，整理队伍准备离园。

问题2：婴幼儿离园前，教师应安排哪些工作？

（1）家长身份核对。家长必须凭接送卡接婴幼儿离开。若需进园，保安需核实家长身份信息，方可入园。同时，教师需对本班家长进行再次确认，家长才可以将婴幼儿接走。教师的目光需一直追随婴幼儿，保证其是跟随自己的家长离园的。

遇到家长临时有事需请人代接的情况，教师应提前告知家长做好以下工作：

①入园时写好代接委托书（填写清楚接送人员的基本情况、照片等）。

②如有临时委托，家长需亲自给老师打电话，同时发信息说明代接人员情况。

③教师需确认后，才可将幼儿交给对方并实时告知家长。

（2）家长沟通。若教师想趁离园时与家长进行个别沟通，应提前告知家长。若遇家长想了解婴幼儿在园情况的，教师在接待家长的同时，需兼顾未离园儿童的安全，最好请家长稍做等候，待全部幼儿离园后，再单独交流。

问题3：陈述婴幼儿离园时突发情况的处理流程。

1. 丢失

若幼儿在离园时，因人群拥挤与家人走失，教师需立即根据图2-3-2的流程处理。

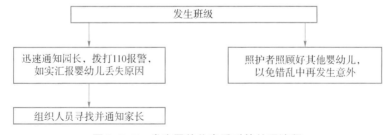

图2-3-2　发生婴幼儿走丢时的处理流程

2. 劫持

若因父母离异、债务纠纷、恐怖袭击等，造成婴幼儿被劫持，教师需立即根据图2-3-3流程处理。

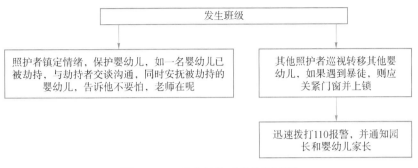

图 2-3-3　发生劫持时的处理流程

四、相关知识

婴幼儿安全意识的培养

0~3岁的婴幼儿往往比较活泼好动，对世界充满好奇，探索欲望强烈，但缺乏自我保护意识和规则意识。因此，托育园除了需通过制定各项规章制度，规范安全接送流程，避免安全事故的发生外，教师也应在一日生活的各项活动中，有意识地培养婴幼儿的安全意识。对于托班的婴幼儿，拟人化的儿歌或故事最易被他们接受，并可以引起共鸣，如《红绿灯》《小小安全员》《不跟陌生人走》等，教师可以借此增强他们的安全意识，提高他们的自我保护能力。

单元三　应急处置

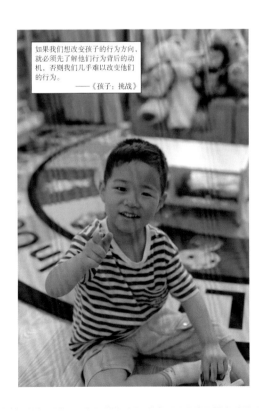

任务一 "地震/消防演习"的应急预案制定

一、情境案例

近几日有玩具分享活动，有不少的小朋友带了各式各样的汽车。有一天，一位小宝贝拿了一辆红色的汽车，另一位小朋友看见了也很喜欢，于是就主动上前交流：

"能给我玩会吗？"

"不行，我的是消防车会喷水的，你走开点。"

"消防车是救火的，它的水是用来喷火的，不会喷我的。"

"那着火了没有水怎么办？"

"找消防员叔叔。"

"消防员叔叔和消防车还没有来呢！"

"那我们一起开车去救火吧。"

张老师和园长交流了孩子们的兴趣点，园长说，我们下周就要进行消防演习了，孩子们会了解更多消防知识的。

二、问题呈现

（1）园所的消防演习预案包含哪些内容？

（2）园所的地震演习预案包含哪些内容？

三、问题解决

问题1：园所的消防演习预案要包含哪些内容？

1. 明确演练目的

时值"119消防宣传日"来临，为了让全园师幼深入地了解消防逃生常识，切实树立起消防意识，真正掌握好消防安全知识，并具备自救互救的能力，提高抗击、突发事件的应变能力，能有组织、迅速地引导幼儿安全快速地疏散，并会正确使用灭火器，以及掌握逃生的方法，特制定本方案。

2. 确定演练时间、参加人员、地点

××年11月9日（周一）下午

参加人员：全体幼儿、全体教职员工

地点：××××

3. 确定演练领导小组及人员安排

总指挥：×老师

成员：各班教师

摄像、拍照：1楼×老师

　　　　　　2楼×老师

　　　　　　3楼×老师

广播信号员、计时员：×老师

宣传报道：×老师

4. 做好准备工作

（1）开展消防安全会议，交流方案内容并完善。

（2）各班教师开展消防安全教育，让幼儿学会正确使用灭火器并掌握逃生的方法，告知幼儿发生意外时，有序跟随老师离开，防止发生踩踏事故。

（3）组织要求：所有人员都明确自己的任务。

5. 明确演练过程

（1）全体幼儿在班内活动。

（2）演练信号人员开启广播，发出警报，并在广播中播报"老师们，馆内某某处发生了火灾，请老师们组织本班孩子有序撤离"。（播报3遍）

（3）各楼道负责教师迅速到位，教师和保育员，稳定幼儿情绪，组织幼儿用湿毛巾捂住口鼻，弯腰快速有序从安全通道逃生至室外宽阔处。

注：本班老师一前一中一后指导幼儿进行紧急疏散撤离、维持撤离中的秩序，并跟随幼儿一同撤离。

（4）防空警报解除后，各班班主任迅速清点人数，确定无人员"受伤"后，上报至×老师处，由×老师总结演练情况。

（5）各班有序退场，回到班级进行总结。

6. 明确楼层楼道口疏导负责人分工及疏散路线

一楼、二楼、三楼引导员负责点及疏散顺序。

一楼：×班

一楼楼梯口负责人：×老师

二楼：×班

二楼楼梯口负责人：×老师

三楼：×班

三楼楼梯口负责人：×老师

7. 明确安全注意事项

（1）在从教室疏散出来时，幼儿要按照既定路线缓慢、有序地下楼。

（2）下楼时要保持安静。

（3）用水将毛巾打湿拧干，以不滴水为宜，折叠后捂住口鼻，并尽可能蹲低身体。

（4）任何人不得故意乱挤、超前等，特别是在下楼过程中绝不允许相互推挤，手应尽可能扶住栏杆或墙壁。

8. 对易发事故的估计和应急措施

主要防止在下楼过程中发生幼儿拥挤，造成踩踏事故，可以采取的措施如下：

（1）组织疏散的老师立即向幼儿喊话，并阻止周围或后面的幼儿继续向事发地点涌进。

（2）组织人员对被踩伤、挤伤的幼儿进行紧急施救，先由教师进行处理，如果教师判断无法处理，应及时送往医院检查治疗。

问题2：园所的地震演习预案要包含哪些内容？

通过地震应急演练，幼儿可以掌握应急避震的正确方法，熟悉震后幼儿园紧急疏散的程序和线路，确保在地震来临时，我园地震应急工作能快速、高效、有序地进行，从而最大限度地保护全园师幼的生命安全，特别是减少不必要的非震伤害。同时，通过演练活动，幼儿可以养成听从指挥、团结互助的品德，提高突发公共事件下的应急反应能力和自救互救的能力。

1. 演练安排

（1）内容

①应急避震演练。

②紧急疏散演练。

（2）对象：全园幼儿及教师。

（3）时间：待定。

2. 演练准备

（1）演练前召开动员大会，让幼儿熟悉应急避震的正确方法，分析我园应急避震的环境条件，阐述地震应急演练的重要意义，讲明演练和程序、内容、时间和纪律要求，以及疏散的路线和到达的区域；同时，强调演练是预防性、模拟性练习，并非真正的地震应急和疏散，以免发生误解而引发地震谣传或恐慌。

（2）演练前对疏散路线必经之处和到达的"安全地带"仔细进行实地检查，对存在问题及时进行整改，消除障碍和隐患，确保线路畅通和安全。

3. 演练要求

（1）不要惊慌，听从指挥，服从安排。

（2）保持安静，动作敏捷、规范，严禁推拉、冲撞、拥挤。

（3）按规定线路疏散。

4. 演练程序

（1）教室内应急避震演练。

①信号员发出"地震警报"信号（三声短促哨声）。

②带班教师立即停止活动，转而成为演练负责人，立即告知幼儿"地震了，不要慌"，并指挥幼儿迅速抱头、闭眼，躲在各自的课桌下或课桌旁，尽量蜷曲身体，降低身体重心，并尽可能用枕头保护头部，演练时间为1分钟。

③1分钟后，信号员发出解除"地震警报"信号（一声长哨）。

④长哨过后，马上进入紧急疏散演练环节。

⑤幼儿复位后，老师告知大家，地震已过，现在撤出教室。

（2）紧急疏散演练。

①幼儿在老师带领下有秩序地从班级撤离，并按照预定的疏散路线，迅速撤离到事先指定的地点整队。

②注意事项：遵循快速有序的疏散原则，按照准确的逃生方法有序进行演练。

听清发令信号。

5. 演练总结

公布紧急疏散用时，宣布演练结束，各班整队，进行户外活动。

四、相关知识

日常生活中的消防安全常识教育：

（1）告诉幼儿不要玩火，打火机不是玩具，不能随便玩。

（2）教育幼儿不要摆弄家用电器、煤气、灶具开关等。

（3）教会幼儿认识一些消防标志，让他们认识到什么是安全出口、什么是疏散的方向等。教会幼儿怎样拨打"119"火警电话，怎样报火警。

（4）教会幼儿在火灾发生时一定要保持镇定，以免在慌乱中做出错误的判断或采取错误的行动，受到不应有的伤害。

（5）教会幼儿千万注意，火灾发生时不能乘普通电梯逃生。

任务二　针对咬伤冲突进行家长沟通

一、情境案例

午睡前听完睡前故事，邻床的乐乐和月月都还没有睡意，躺在床上聊天，玩闹时，月月将右手食指伸向乐乐的脸颊并触摸，乐乐却一口咬住月月的手指，月月疼得大哭起来，乐乐一下子愣在那里，不知所措。

王老师立刻跑了过来。在这种情况下，王老师应该怎样处理？

二、问题呈现

（1）怎样处理咬伤冲突？

（2）如何与当事人的家长进行沟通？

三、问题解决

问题1：怎样处理咬伤冲突？

（1）发生咬伤冲突时及时将相关的两人分开，避免冲突加大。

（2）检查婴幼儿的受伤情况，如有需要紧急处理伤口。

（3）做好家长沟通前的准备工作：如询问两位当事小朋友事情经过，了解事情原委；了解婴幼儿的家庭情况等。

（4）双方家长进行一对一沟通。

问题2：如何与当事人的家长进行沟通？

（1）对受伤幼儿的家长。

首先表示歉意，告知家长孩子受伤情况以及伤情处理情况；其次，向家长介绍事情发生经过、孩子之间存在的问题。另外，跟家长说明事情处理情况，如伤人的幼儿已经道歉，两个幼儿已和好，教师对咬人的幼儿进行了引导、教育等，以平复家长情绪。最后，向家长介绍此年龄阶段幼儿的生理、心理及行为特点，帮助家长理解这种行为。

（2）对伤人幼儿的家长。

首先，让家长了解受伤孩子的情况，讲清事情原委；其次，告诉家长对幼儿的行为不要过于苛责，大多是由于年龄特点导致的；然后请家长在这方面多加注意，询问平时在家是否有咬人现象，分析咬人原因。另外，和家长沟通要教给孩子与他人相处及表达自己情绪的方法，不能用打、抓、咬的方式；同时，让孩子学会宣泄情绪的正确方式。如果伤势比较严重，请家长和伤人的孩子一起给受伤的孩子道歉，并进行一定的医药费赔偿等。

老师碰到相关问题时，要注意自己的言行举止，言传身教，处处为幼儿树立榜样。保教结合，正视幼儿间的争吵。当幼儿间发生矛盾时，不一味斥责或呵护某个幼儿，公平冷静处理，培养幼儿的独立自主性，让孩子懂得对自己的行为负责，同时促进幼儿的身心发展和健康成长。

四、相关知识

幼儿咬人有多种原因：

（1）长牙发痒。长牙时期会因为牙龈，受到刺激而发生痒痒的现象，他们有很强的咬东西的欲望而无法得到满足，于是就开始咬人，这属于生理现象，家长不必过于紧张。家长可以用磨牙棒来缓解孩子这一特殊时期的特殊需要。

（2）是表达情感的特殊方式。3岁前的婴幼儿语言表达能力发展还不完善，行动思维占主导地位。所以，他们往往用动作来表达自己的想法，所以常常喜欢通过咬人来表达自己的情感，包括高兴和喜欢某人。

（3）社会性模仿。孩子好奇心强，爱模仿，是通过观察别人的行为方式而学习到的。当他们看到其他小朋友咬人时，有时也会模仿，尝试着咬别人。

（4）发泄自己不愉快的心理情绪。部分孩子性格霸道、任性，当他感到不满或者要求没得到满足的时候，就通过咬人发泄出来。这时家长应当立即对孩子进行认真教育，让他知道咬人是一种错误的行为，会伤害别人，给别人带来痛苦。

任务三　婴幼儿日常应急处理

一、情境案例

18个月的乐乐在托育园玩滑滑梯时，不慎踩空跌落，导致头部撞击地面，他哭泣不止，头部表皮出现轻微瘀肿。作为托育园所的保教人员，你该如何处理这种情况？

二、问题呈现

托育园中常见的意外事故的应急处理方法有哪些？

三、问题解决

★ 小外伤

（一）预防措施

（1）夏天建议家长给婴幼儿穿透气长裤。

（2）检查婴幼儿指甲是否及时修剪、穿着的鞋子是否合适。

（3）检查室内家具有直角部分是否已贴防撞条。

（4）定点摆放物品。

（5）尖锐物品比如剪刀、小刀等放置在儿童不易够到处。

（6）户外活动前检查户外环境安全。

（7）加强对园区内家畜和宠物的饲养管理，及时为家养宠物接种疫苗。

（二）应急处理

1. 皮肤擦伤

观察伤口的情况，若伤口较浅仅蹭破了表皮，只需将伤口处的脏物清理干净即可；若伤口较深有出血，可以用自来水或生理盐水清洁伤口，处理后无须包扎。若伤势较严重，则应去医院治疗。

2. 刺伤

先将伤口用自来水或生理盐水清洗，然后用消毒过的针或镊子顺着刺的方向把刺全部挑出来并挤出淤血，随后再用75%的酒精消毒伤口。如果刺扎在指甲里或难以拔除，应送医院护理。

3. 剪刀、小刀等的划伤与切伤

用干净的纱布按压伤口直至止血。止血后，在伤口周围用75%的酒精由里向外消毒。消毒完毕后，敷上消毒纱布，并用绷带包扎。若被暴力器皿扎伤，应先用清水清理伤口，用镊子清除伤口处的异物，消毒后再进行包扎。

4. 挤伤

若表皮无破损，可先用水冲洗，再进行冷敷，以便减轻痛苦。若婴幼儿疼痛难忍，可让其将受伤的手指高举过心脏，缓解痛苦。若发现出血，应进行消毒、包扎、冷敷。若出现指甲掀开或脱落的现象，应立即去医院。

5. 咬伤和抓破伤

（1）小朋友咬伤、抓破伤。

应先检查伤口是否出血、破皮；如果没有出血和外伤，可直接冰敷处理；如有破皮、出血，先用生理盐水清洗伤口、用无菌纱布包扎后冰敷15分钟，再用无菌棉签或医用棉球蘸碘伏或医用酒精消毒，最后涂上抗菌消炎药膏。

（2）动物咬伤、抓破伤。

①狗咬伤：应尽快用大量清水或生理盐水冲洗伤口，冲洗时间至少为20分钟；冲洗伤口要彻底，并用力挤压周围软组织，设法把沾染在伤口上的动物唾液和血液冲洗干净；冲洗完毕后，用无菌纱布覆盖伤口；尽快送往医院注射狂犬病疫苗，并对伤口做进一步处理。

②蛇咬伤：迅速捆扎伤口上近心端2~3厘米处，以阻止蛇毒扩散；以伤口牙痕为中心，用消毒后的刀片划一个十字切口（切口长2~3厘米，深达真皮以下即可），用力挤压伤口，使毒液通畅流出。随后，可用淡盐水冲洗伤口，冲洗多次后，将结扎的带子稍微放松，送医院进一步治疗。口服解毒药（如季德胜蛇药），同时可将药片用温水溶化后涂于伤口周围。

③蚊子叮咬伤：阻止幼儿抓挠、用防蚊花露水、绿药膏、清凉油等涂于患处即可。

④蜂蜇伤：用消过毒的镊子拔出毒刺，随后用拔火罐的方法吸出毒汁。在伤处及周围涂以虫咬皮炎药水、氧化锌油或用食醋涂洗伤处。

6. 扭伤

首先，需要判断有无骨折或脱臼。若无骨折或脱臼，宜先冷敷，限制伤肢活动。一天后可改用热敷或按摩，舒筋活血；若骨折或脱臼，需固定伤口并平稳、迅速地送往医院

诊治。

★ 跌伤

（一）预防措施

（1）空间光线充足。

（2）喂食椅置于平稳处。

（3）不让婴幼儿睡在存在有坠落风险的区域，例如沙发、无护栏的平台。

（4）地板保持干燥。

（5）上下楼梯栅栏保持关闭。

（6）游戏场地教师分区域站位，保证自己管辖区域婴幼儿的安全。

（7）保证婴幼儿不离开教师的视线。

（二）应急处理

跌落伤的处理需根据具体的情况而定。一般先观察幼儿的神志变化，然后检查身体着地部位有无外伤，身体各关节部位能否自如活动。若出现擦伤、扭伤，进行相应的处理即可；若已昏迷、神志不清则需将婴幼儿放平，使其平卧在一块硬板上，固定其颈部、腰椎部，拨打120并等待急救车的到来。

★ 烧烫伤

（一）预防措施

（1）电线、插座定期清理积污。

（2）电器不使用时，插头拔掉并妥当收存。

（3）将热水器水温设定在50 ℃以下。

（4）放水顺序为先开冷水，后开热水。

（5）吹风机使用时，需离婴幼儿头部20~25厘米，并使吹风机保持移动。

（6）同一插座上不同时加插负电量大的电器。

（7）将食物运送并放置安全处。

（二）应急处理

（1）迅速脱离热源，阻止损伤进一步加重。脱离热源后立即将受伤部位放在洁净的凉水中冲淋或立即将受伤部位放入洁净的冷水中浸泡，浸泡半小时左右，水温越低，效果越好，但不能低于-6 ℃。若无法冲淋，则用冷湿毛巾覆盖在烧伤部位，每隔1~2分钟更换一次毛巾，也可在毛巾上放置冰块，以保证毛巾冷湿，以利于持续降温。

（2）保护受伤部位。用清洁的被单、衣服覆盖在创面处，并做简单包扎，以减少创面污染。

（3）进一步治疗。根据烧烫伤的具体情况决定是否需要送往医院做进一步治疗。

★ 窒息

（一）预防措施

（1）睡眠中的婴幼儿，需有照护者留守看护。

（2）婴幼儿睡眠时，需随时检查棉被是否覆盖婴幼儿的口鼻。

（3）毛毯、浴巾等物品，不挂在小床边；

（4）衣物、教玩具无松落的小物件（如衣服的纽扣、玩具汽车的轮胎等）；

（5）婴儿食物直径勿超过1厘米；

（6）婴幼儿不得单独在厕所内；

（7）折叠家具使用后，需以环扣扣紧，置于婴幼儿无法触及的地方。

（二）应急处理

一旦发现婴幼儿窒息，需立即施行人工呼吸，具体步骤如下：

（1）准备：使婴幼儿取仰卧位，清除其口腔内可能存在的呕吐物或异物，以防呼吸道阻塞，然后仰头托起下颌，以防舌后坠，使呼吸道有效开放。观察其胸部有无起伏，口鼻有无呼吸的声音，确认呼吸是否已经停止（可将毛巾、小枕头等垫在婴幼儿的脖子下方）。

（2）口对口呼吸：救护者深吸气后，用口唇严密包盖于窒息者口部（若为婴儿，需包住口鼻），用拇指、食指捏住其鼻孔，口对口吹气，当气体进入胸腔后开放鼻孔，停止吹气，使气体被动排出。1岁以内婴儿，每隔2～3秒吹气一次；1岁以上的幼儿，每隔3～4秒吹气一次，反复进行，每分钟重复12～20次。

（3）检查是否恢复自主呼吸：若患儿胸廓出现轻微起伏，吹气2次后，观察5秒，有脉搏跳动，说明已逐渐恢复自主呼吸。若患儿胸廓无起伏，牙关紧闭，需改为口对鼻吹气法，方法同口对口吹气法。

★ 中毒

（一）预防措施

（1）备餐喂食前后要洗手。

（2）检查食物保存期限后再喂食。

（3）1岁内的婴幼儿不提供蜂蜜水。

（4）鱼、肉、蛋、奶需煮熟方可食用。

（5）含毒溶剂及药品不可用一般食器（如汽水瓶、杯碗等）盛装。

（6）喂药前，需核对患儿姓名、药名、使用时间、剂量与用药方式。

（7）电池放置于婴幼儿无法拿取之处。

（8）使用无毒性、有标示耐热温度度数的餐具盛装热食。

（二）应急处理

一旦发现婴幼儿服用有毒物质，立即进行人工催吐。即用勺柄或消毒后的手指包裹洗净的软布接触婴幼儿的咽喉部（舌根部），诱发其呕吐，同时注意避免呕吐物被吸食引起窒息。在急救的过程中，还需拨打急救电话。然后，迅速将幼儿送至医院，妥善收集可疑食物和幼儿的呕吐物、排泄物，送至医院进行检测分析。在此过程中要及时给幼儿补充水分，防止幼儿出现脱水症状。轻症中毒者应多喝盐开水、稀米汤等；重症中毒者要禁食8～12小时，进行静脉输液后方可进食米汤、稀粥、面条等易消化的食物。

★ 撞伤

（一）预防措施

为防止婴幼儿被撞伤，可在家具四周贴好防护条，地面铺设厚软垫。

（二）应急处理

当婴幼儿被撞伤，表皮出现瘀伤时，可用冰袋敷于患处约 20 分钟。若婴幼儿在受伤后几小时内出现一两次呕吐，意识清醒，不用过分担心，通常 8 小时内就可恢复。但是如果婴幼儿出现意识模糊、贪睡而且不容易醒、头很痛或有严重的呕吐，则需马上送至医院检查。

若 1 岁以内的婴儿受伤了，即使没有异常表现，也要马上送到医院检查。

★ 鼻出血

（一）预防措施

（1）营养均衡、饮食清淡。

（2）做好环境安全防护工作，避免撞击。

（3）时刻看护婴幼儿，避免其用手指挖鼻孔。

（二）应急处理

若出血不多，照护者可以让婴幼儿坐立，使其头略低，张口呼吸，捏住鼻翼，压迫 5~10 分钟可止血；若出血较多，可用脱脂棉卷（洒上麻黄素滴鼻液效果更好）塞入鼻腔，塞紧止血，也可用消毒棉花蘸 0.1% 的肾上腺素溶液或云南白药，塞入鼻腔约 10 分钟；也可以用冷水或冰块将毛巾浸湿敷在鼻根部、前额中部或后颈部，反复数次，促进血管收缩止血。

鼻出血停止后，要让婴幼儿保持至少 30 分钟的安静活动或轻微活动，提醒婴幼儿不能擤鼻子、咳嗽等，以防止再次出血。若经上述处理仍流血不止，则需立即送往医院。

★ 异物入体

（一）预防措施

（1）婴幼儿在进食、游戏时，保教人员需时时看护，不得离开或与别人聊天。

（2）在进行游戏时，做好必要的防护措施。

（3）玩教具的直径不得小于 3.5 cm。

（二）应急处理

1. 鼻腔异物

当婴幼儿鼻腔出现异物时，可以让幼儿深吸一口气，用手堵住无异物一侧鼻孔，用力擤鼻，异物即可排出；切不可擅自用镊子夹取。

2. 眼内异物

嘱咐婴幼儿切不可揉搓眼睛，轻闭眼睛，以免损伤角膜。如果异物只是黏在睑结膜表面，照护者清洁双手，用棉签轻轻拭去；若异物嵌入睑结膜囊内，须翻开眼皮方能拭去。若运用上述方法均不能将异物取出，婴幼儿仍感极度不适，则有可能是角膜异物，应立即去医院做进一步的诊断与治疗。

3. 外耳道异物

如果纽扣、豆类等非生物异物入耳，照护者可使幼儿倾斜头，做单腿跳跃的动作，将物品跳出；若此方法无效，则应立即去医院处理，切忌用小棍掏和镊子夹取异物。若是小昆虫等生物异物入耳，可以用强光照射婴幼儿的外耳道将小虫引出来。若这些方法均无效，则应立即去医院。

4. 气管异物

（1）照护者需坐在椅子上，让婴幼儿脸朝前、屁股朝后趴在其前臂上；同时，用大腿撑住胳膊（如果婴幼儿体重超标或体型较大，施救者的手无法托住他的话，可以让他趴在大腿上，脸朝下冲着膝盖），注意要使头的水平位置比整个身体更低些。

（2）用另一只手的小拇指一侧的手掌（小鱼际肌）对准婴幼儿的两个肩胛骨之间的脊椎部位连续拍击 5~8 次，注意拍击要有一定的力量，但不要用力过猛，切记是"拍击"，而不是"捶打"，帮助婴幼儿咳出异物。若咳嗽症状减轻，可以正常呼吸，检查患儿口腔，若异物在口腔或咽喉部，用手指夹出即可。

（3）如果婴幼儿仍不能呼吸，让患儿平躺于硬质的桌面或地面。用食指和中指迅速点按胸骨 5 次，每次按压的深度为 1.5~2.5 厘米。

（4）婴幼儿咳出异物，恢复正常呼吸后，仍需送至医院，以确保异物已经完全排出。

四、相关知识

容易造成婴幼儿哽噎的食物：

（1）坚果类：坚果类颗粒比较小，宝宝很容易不充分咀嚼就吞食，坚果几乎是窒息食物黑名单上的 No.1。再次强调，给 3 岁以下孩子喂食坚果，必须研磨成粉末或是小颗粒。

（2）果冻：果冻的形状很像个塞子，容易卡在喉咙，给小孩吃果冻的时候，不要一整颗地喂，可以先弄碎后再给小孩食用。

（3）糖、整颗的葡萄、圣女果、樱桃等，都有可能让孩子噎住。

（4）大勺花生酱：花生酱黏稠度过高，容易粘在喉咙口，不适合老人和小孩吞食。可以将花生酱薄薄地涂在饼干或面包上给孩子吃。

（5）多刺的鱼：建议选择刺较少的鱼类，否则容易噎到并会刺伤孩子的食道与口腔。

（6）汤圆、粽子、年糕等传统食品：这些食物普遍都很黏，容易卡住，不适合小宝宝食用。

任务四　意外事故的处理

当碰到托育园无法自行处理的意外伤害时，保教人员应根据伤害处理流程，尽快送患儿前往医院接受抢救治疗，并第一时间通知其家长，做好解释和安抚工作。知道并掌握意外事故的处理方式与流程可以最大限度地保障幼儿及其家庭的权益，确保患儿的人身安全。

一、情境案例

20 个月的安安在托育园玩乐高玩具时不慎将大哥哥大姐姐们玩的圆形小颗粒积木放入口中，出现异物卡喉窒息的情况。作为托育园所的保教人员，你该如何处理？

二、问题呈现

出现自己无法解决的意外伤害时，老师的处理方式和流程是什么？

三、问题解决

伤害处理流程分为事件发生处理流程和后续流程（见图2-3-4），流程中的人员信息需根据园所实际情况填写上相应责任人，为确保流程万无一失，需标明信息并填写在流程中。

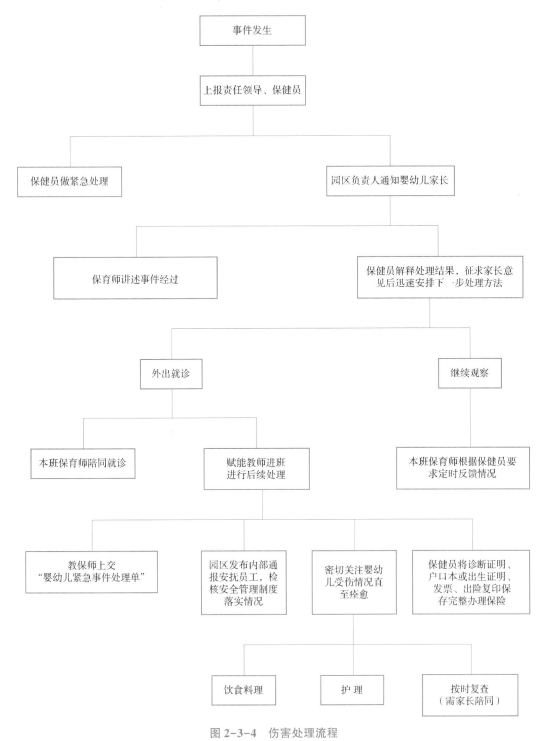

图 2-3-4 伤害处理流程

在第一时间处理完意外事故后，当班的保教人员需及时填写并上交"婴幼儿突发或紧急事件处理单"（见表2-3-17），将受伤经过、处理及护理措施记录在案。

表 2-3-17　婴幼儿突发或紧急事件处理单

填写人员：

日期	年　　月　　日			
	负责人	姓名：		
	主管人员	姓名：		
婴幼儿家庭基本资料	婴幼儿姓名		性　别	
	出生年月		身份证号	
	家长姓名		联系电话	
	家长姓名		联系电话	
发生事件婴幼儿收托方式	□半日托育　　时至　　时 □日间托育　　时至　　时 □全日托育　　时至　　时 □临时托育			
发生时间	年　　月　　日　　时　　分			
发生地点				
事件类别	□跌落 □烫伤 □哽塞 □窒息（如溢奶、呼吸道阻塞等） □食物中毒 □其他：			
目前留置处所	□家中　　□医院　　□托育园　　□其他：			
中心处理过程：（包含对幼儿、家长及中心处理内容及进度说明）				

早期学习支持

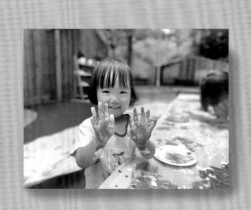

孩子发生不当行为通常因为他们拥有错误的目标。寻求过度关注、权力之争、进行报复、自暴自弃是孩子不当行为的四个错误目标。

——《孩子：挑战》

生命最初的 1 000 天是个体大脑发育的最关键时期，是个体发展的奠基阶段。婴幼儿作为主动的意义建构者，在与环境的互动中学习，其每天的经历都会影响他们身心的发展。因此，婴幼儿的学习渗透在一日生活当中，渗透在日常护理、师幼互动、游戏等各个环节。作为托育园的保教人员，需要掌握婴幼儿的发展里程碑，观察、分析婴幼儿的发展状况，合理安排它们的一日生活，并通过多种方式有效支持婴幼儿的发展。

早期学习坚持的原则

（1）遵循婴幼儿发育发展需求，充分活动。

（2）积极回应性照护。

（3）稳定的成长环境和一日生活。

儿童发展遵循一定的规律，既有连续性又有阶段性，特别是出生后的前三年，其发展具有顺序性和可预测性。在不同的年龄阶段，有明显不同的发展标志。掌握婴幼儿的发展规律，有助于托育人员与家长了解儿童的发展脉络，并给予适当的指导与支持。儿童发展里程碑是我们观察与评估婴幼儿发展的依据，是设计与组织婴幼儿各项活动的指导方案。在活动结束之后，需要依据发展里程碑考察活动目标的落实情况与活动设计的有效性。

婴幼儿成长指标与课程设计、实施之间的关系如图 2-4-1 所示。

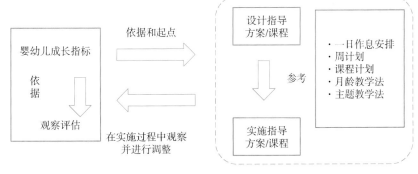

图 2-4-1 婴幼儿成长指标与课程设计实施之间关系

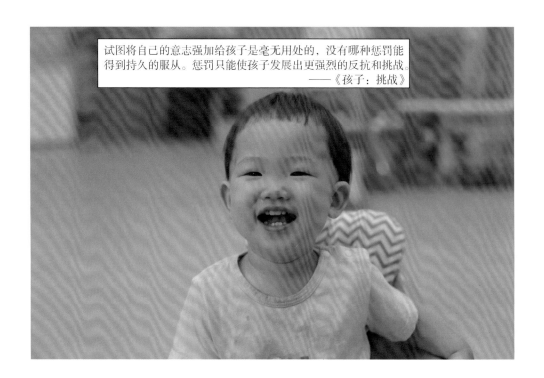

单元一　婴幼儿一日生活

试图将自己的意志强加给孩子是毫无用处的，没有哪种惩罚能得到持久的服从。惩罚只能使孩子发展出更强烈的反抗和挑战。
——《孩子：挑战》

任务一　婴幼儿的一日活动安排

一、情境案例

老师正在 12~18 个月托班组织绘本活动，宝宝们开始的时候挺有兴趣的。过了一会儿，孩子们四散走开了，玩具弄一下，教具摸一下，A 又打了 B。

老师干脆停了下来，和宝宝们一起玩起了玩具。她把绘本放在一边，想等宝宝们有兴趣的时候再继续讲。

二、问题呈现

（1）婴幼儿有哪些典型的年龄特点？

（2）婴幼儿一日活动安排应遵循哪些原则？

（3）不同月龄婴幼儿的班级一日生活流程一般是怎样的？

三、解决问题

问题 1：婴幼儿有哪些典型的年龄特点？

3 岁以下婴幼儿的思维是直觉行动思维，即婴幼儿只有在直接摆弄具体物品的过程中才能思考问题。他们只对自己身边的事物感兴趣。对自己没有亲身经历的事物不感兴趣。只能关注事物表面的、浅显的、感性的特征。他们的注意主要是无意注意，注意时间短，即使对感兴趣的事物也不能保持长时间的、稳定的注意。对成人提出的要求和任务所产生的有意注意才刚刚开始萌芽，持续的时间将会更短。所以他们常常显得没有耐心，特别是对老师交代的任务，更是由于不明所以而随意取舍，想不干就不干了，易把想象中的世界和现实混淆。

8—10 点是婴幼儿头脑清醒、精力旺盛的时候，此时的学习效果最佳，所以托育园也一般安排他们在这段时间里面进行学习活动。10—11 点，婴幼儿神经系统的兴奋性逐渐降低，可以安排一些轻松愉快的游戏以消除疲劳。午餐后，婴幼儿大脑皮层的兴奋已降到最低点，所以需要午睡，而午睡后大脑皮层的兴奋程度要逐渐提高，所以可以适当地安排一些集体活动，也可以让婴幼儿玩游戏等。托育园要合理安排婴幼儿的主要生活内容，让他们交替进行不同类型的活动，做到动静交叉、劳逸结合。

问题 2：婴幼儿一日活动安排应遵循哪些原则？

（1）围绕日常活动与保育常规制定日程安排表，保持一定的稳定性。

（2）遵循动静结合、室内外交替的原则。

（3）根据婴幼儿的不同年（月）龄特点合理安排日程，根据婴幼儿的个体差异与具体情境灵活调整日程表。

问题 3：不同月龄的班级一日生活流程一般是怎样的？

1. 12~18 个月婴儿班日程安排表（见表 2-4-1）

依据动静交替、室内外交替原则，将每日固定的保教内容通过 6 大环节形成有规律的一日生活，为有不同需求的宝宝提供全方位的生长发育支持。

表 2-4-1　12~18 个月婴儿班日程安排表

项目/时间	保教内容
早安接待　8:15—9:00	入园接待/测量体温/喂奶
游戏时光　8:15—9:15	单独游戏/互动阅读/小睡
生活照料　9:15—10:00	喂奶/辅食/生活照料/更换尿片
户外游戏　10:00—10:30	室外散步/游戏
游戏时光　10:30—11:30	音乐游戏/语言游戏/大肌肉运动
餐点时光　11:30—12:30	喂奶/午餐/餐后整理/更换尿布喂奶
生活照料　12:30—14:00	小睡/单独游戏/生活照料/更换尿片/测量体温
点心时光　14:00—15:00	点心/音乐游戏/语言游戏
户外游戏　15:00—16:00	室外散步/游戏
离园仪式　16:00—16:30	物品整理/更换尿片/游戏/道别离园

2. 18~24个月婴儿班日程安排表（表2-4-2）

表2-4-2　18~24个月婴儿班日程安排表

项目/时间	保教内容
早安分享　8:15—8:45	入园接待/测量体温/如厕照料
点心时光　8:45—9:15	点心/餐后清洁/如厕照料/过渡环节
学习中心　9:15—10:00	集体活动/区角游戏/个别指导
大肌肉运动　10:00—11:30	感统训练/攀爬活动/体育游戏/户外运动
家庭式用餐　11:30—12:30	餐前礼仪/午餐/餐后清洁/如厕照料
生活照料　12:00—14:00	睡前仪式/温情陪伴/如厕照料/音乐唤醒
点心时光　14:00—14:30	点心/餐后清洁/如厕照料/过渡环节
户外游戏　14:30—15:00	球类游戏/垫子游戏/轮胎游戏/沙池游戏
学习中心　15:00—16:00	集体活动/区角游戏/个别指导
离园仪式　16:00—16:30	成长分享/自我整理玩具/道别离园

3. 24~36个月婴儿班日程安排表（见表2-4-3）

表2-4-3　24~36个月婴儿班日程安排表

项目/时间	保教内容
早安分享　8:15—9:15	入园接待/互相问候/情绪加油站/自由活动/能量补充
早操　9:15—9:40	音乐律动/模仿操/综合运动游戏/过渡环节
学习中心　9:30—10:30	区角游戏/圈谈时间/集体活动/个别指导
大肌肉运动　10:30—11:15	感统训练/攀爬活动/体育游戏/户外运动
家庭式用餐　11:15—12:15	餐前礼仪/午餐/生活习惯养成
生活照料　12:00—14:00	睡前仪式/温情陪伴/如厕照料/音乐唤醒
点心时光　14:00—14:30	独立享用点心/养成生活习惯
户外游戏　14:30—15:00	球类游戏/垫子游戏/轮胎游戏/沙池游戏/过渡环节
学习中心　15:00—16:00	区角游戏/集体活动/个别指导
离园仪式　16:00—16:30	成长分享/自我整理玩具/道别离园

四、相关知识

1. 一日活动

一日活动是指婴幼儿从早上进园到下午离园，在一日内所要经历的活动内容，婴幼儿的日常安排表应稳定又具有弹性。通常，婴幼儿的日程安排中均包括入/离园、生活照料（如进餐、换尿布、如厕、小睡等）、室内外游戏等基本要素。较为稳定的日程安排有助于婴幼儿形成"可预期"的感觉，从而产生对环境的信任感与安全感。

2. 活动流程与习惯养成

通过每天按照一定的时间和顺序进行各项活动，使大脑皮质形成一系列时间性的条件发射，生理活动按一定规律进行以形成习惯。从而使婴幼儿食欲旺盛，就寝时按时入睡，该醒来时轻松醒来，活动时精力充沛，游戏时活泼开心。养成习惯后，婴幼儿的大脑皮层能用最低的消耗，收到最佳的效果。婴幼儿年龄越小，越容易养成良好的习惯。

3. 教师扮演什么样的角色？

（1）教师是婴幼儿生活的照料者。

由于婴幼儿身心发展的不成熟，需要学前教师像幼儿的父母一样仔细认真地照顾儿童，扮演儿童生活的照料者的角色。这种照料不仅体现在生理方面，更需要体现在心理方面。

关键词：照顾（婴幼儿）、关心（婴幼儿）心理

（2）教师是婴幼儿学习的支持者。

教师在组织学习活动时，不仅要提供丰富的材料支持婴幼儿学习，更要时刻把握学习的节奏，保证活动的每个环节都能顺利进行。婴幼儿年龄偏小，经验薄弱，学习活动中只能提出问题，但不会归纳总结，需要教师实时介入并引导。

关键词：把控节奏、归纳总结

（3）教师是幼儿的养护者。

婴幼儿具有主动活动、学习与发展的权利，而教师则要维护与保障婴幼儿这方面的权利。婴幼儿的发展源于人无限的生命力，婴幼儿的发展过程就是其"内在潜力"得以不断发展的过程。教育的首要任务就是激发和促进婴幼儿的"内在潜力"，并按其自身规律获得自然的和自主的发展。所以，自由活动和自我教育就是婴幼儿在发展中应该享受的基本权利。教师应努力成为婴幼儿权利的保障者。

教师为婴幼儿发展创设适宜的气氛与环境。教师的职责是给婴幼儿提供适宜的"有准备的环境"。这种环境不仅包括物质环境，如创造有规律、有秩序的生活环境，提供有吸引力的、美好的、适用的设备和用具等，而且还包括对婴幼儿心理健康发展更为重要的精神环境。

关键词：保障权利（行为）、创设环境（精神与物质）

（4）教师是婴幼儿的榜样。

婴幼儿心理发展具有不成熟性，其是非观念正在逐步建立之中，思维处于具体形象阶段。此时教师在婴幼儿的心目中处于特殊的地位，是婴幼儿经常主要模仿的对象。教师应在自己的言行、仪表等方面起示范作用，如举止言行文雅、仪容整洁，风度自然、大方、端庄等。

关键词：言传身教、模仿

（5）教师是沟通婴幼儿与社会的中介。

托育园是婴幼儿走出家庭进入社会的第一个场所。婴幼儿只有了解社会，掌握社会规范，适应群体生活，学会与同伴交往，才能融入班级小群体，才能为走向更大的社会生活奠定基础。婴幼儿对社会的认识，对社会规范、要求的掌握，其社会性行为、社会性品质的形成与发展等，都离不开教师的指导，教师是沟通婴幼儿与社会的中介，是使他们接触、了解社会，开阔视界，走向社会生活的重要领路人。

关键词：中介、领路人

0~36个月幼儿发展里程碑见表2-4-4。

表2-4-4　0~36个月幼儿发展里程碑

月龄	发展领域	成长指标参考	发展里程碑
1	健康（大运动、小运动）	头向左向右转 像乌龟一样将头抬起	在大人的协助下，我会伸出小手和小脚啦
		平行追踪物体	我会抓住，也会放开安抚自己的小玩具
	语言认知	对声音有警觉	一有动静，我就能知道哦
	情绪情感	回应性的微笑	大人看我时，我也会笑笑哦
2	大运动	俯卧时，将上身用前臂撑起	我会抬头30°看玩具
	精细运动	垂直追踪物体	我会抓握和松开玩具、报纸
	语言认知	可以发出声音	我会发出"欸、咦"的声音
	情绪情感	会兴奋、微笑、喜欢妈妈	我会兴奋、微笑，很喜欢妈妈哦
3	健康（大运动、小运动）	俯卧时，将上身用手肘撑起	我会抬头45°照镜子
		追踪环绕物体 手掌张开状态	我会抓握和松开球状固齿器
	语言认知	会轻声细语地重复发出元音	我会发出大自然的声音（淅沥、呱呱、滴答）
	情绪情感	认出父母	见到爸爸妈妈我会笑哦
4	健康（大运动、小运动）	会翻身，从仰卧变俯卧 俯卧时，用手腕将上身撑起	在协助下我会骑空中脚踏车
		手指放到嘴里 抓抓乐	我会抓握和松开摇铃
	语言认知	会笑 发出更多的声音，元音加辅音	我会发出咿咿呀呀的声音
	情绪情感	喜欢观察周围环境	我喜欢到处看看

月龄	发展领域	成长指标参考	发展里程碑
5	健康（大运动、小运动）	借助外力可坐稳 会翻身，从俯卧变仰卧	我的小脚丫踢一踢
			我可以让大人用汤勺喂我吃辅食哦
	语言认知	会用嘴巴发出噗噗声	我会注视说话的人
6	健康（大运动、小运动）	拉着坐起时会配合用力 会独立坐	我会抬头90°
		会把物品从一只手倒到另一只手里 喜欢用手抓脚放入口中 会将物品放入口中	我会自己拿奶瓶
	语言认知	会发出咯咯的笑声	我会模仿动物的叫声（咯咯咯、哞哞哞）
	情绪情感	当照护者不在身边时会紧张 兴奋时会大叫	高兴的时候我会叫哦
7	健康（大运动、小运动）	会缓慢匍匐前进	我会撑起身体向前爬
		喜欢伸手取物，并端详	我会抓握和松开香蕉固齿器
	语言认知	乱叫爸爸 开始模仿大人声音	我会发出baba、mama的声音
8	健康（大运动、小运动）	正常用膝盖爬行	大人抱着我，我会站着蹬蹬脚
	语言认知	—	我会搓一搓手，练习洗手
		乱叫妈妈	我会用点头摇头的方式来表达"谢谢"
9	健康（大运动、小运动）	拉着辅助物站立	我在躺着的时候，双手会在胸前互相靠近
		用三根手指抓起一个物品	我会张开小手，把物品扔出来
	语言认知	—	我会用挥手的方式来表达"再见"
	情绪情感	知道物体不会消失 对陌生人感到紧张	爸爸妈妈藏起来的小球，我会去找哦

月龄	发展领域	成长指标参考	发展里程碑
10	健康 （大运动、小运动）	对周围事物感到好奇 在他人双手协助下可以行走	我在躺着的时候，大人把我拉起来，我的头会跟着身体抬起来
		用两根手指捏起一个东西	我会用双手拿起小杯子
	语言认知	可以正确地叫出爸爸妈妈	当大人叫我名字，我会回头
11	健康 （大运动、小运动）	在他人单手协助下可以行走	我可以凝视物体
		有意识地放下物体	我会自己脱袜子
	语言认知	会说两个字的词语	我会用点头和摇头来表达"要"和"不要"
12	健康 （大运动、小运动）	独立行走	我可以自己走路啦
		会用训练杯喝水 可以用铅笔在纸上涂鸦 能将手上的东西交给别人 把东西放入口中的概率下降	我会坐在椅子上，用勺子搅拌食物
	语言认知	在不用手势的提示下，能服从单一指令 模仿成人语言，发出一些只有家人听得懂的语言 以点头、摇头表示要或不要	我会模仿绵羊"咩咩咩"，老虎大声"吼吼吼"的叫声
	情绪情感	对呼唤名字有反应 帮忙一起穿衣服 能分辨照护者的语气和情绪 能用简单的语气表达自己的需求	我可以听出来大人高不高兴哦
13~14	健康 （大运动、小运动）	走摔倒了爬起来继续	摔倒了我会自己站起来
			我会自己擦嘴巴 我会把书包放在固定的位置上
	语言认知	知道别人的名字	我知道汽车、鞋子、杯子、球的意思啦 我会挥手说"拜拜"

月龄	发展领域	成长指标参考	发展里程碑
15～16	健康（大运动、小运动）	会爬楼梯 倒着行走	我可以手脚并用地爬台阶啦
		用蜡笔模仿画画 会用勺子	我会用学习杯喝水 我会试着脱外套
	语言认知	进一步模仿语言，出现一些能听懂的词语	我会说叠字"抱抱" 我可以听懂简单的问题。（如要不要玩球）
	情绪情感	拿去/放回玩具	我可以帮助大人拿/放玩具了
17～18	健康（大运动、小运动）	跑 会扔玩具 爬上大人的椅子 踢球	我可以跑起来了 我可以踢球了
		自主绘画 每次可以翻2～3页书 模仿画直线 能使用双手撕纸 让大人抓着手学涂鸦 正方形的几何积木嵌入洞内	我会用汤勺吃饭
	语言认知	—	我会说"要" 我会在适当的情境下，做出拍拍手和挥手说再见的手势
	情绪情感	模仿家长做事情 喜欢和其他小朋友玩 当感觉被欺负时会反击 逐渐能处理分离焦虑	我喜欢模仿大人做事情
19～20	健康（大运动、小运动）	蹲着	
		脱下没有鞋带的鞋子	我会脱裤子
	语言认知	—	我会模仿别人说出简单词语。（例如椅子、桌子、枕头、棉被等） 想要尿尿的时候我会说出来 我会结合两个字说电报式话语

月龄	发展领域	成长指标参考	发展里程碑
21~24	健康 （大运动、小运动）	不需要帮助的情况下独立上下楼梯 用整个脚掌跑步，并可避开障碍物 不扶物体可单脚站立 1 秒以上 两脚同时蹦跳 会从椅子上爬下 举过头顶抛球	我能跑得很好
		每次翻 1 页书 能将杯子的水倒进另一个杯子 可依样排 3 块积木成直线 惯用手成形 照样本，画直线	
	语言认知	能理解物品的拥有权 能理解内外、上下 用两个字组成的词语 乱用代词 完成两个步骤的指令	我开始能理解东西是谁的了 我有时会分不出"我你她"
	情绪情感	排排坐，各玩各的 能和其他孩子一起完成一件事情 能认识家族成员的照片	

任务二　设计婴幼儿发展周计划

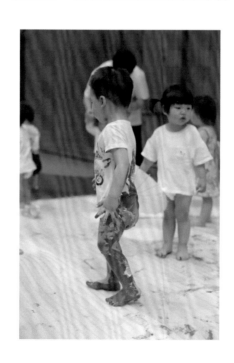

一、情境案例

李老师坐在电脑前，准备写周计划。要根据婴幼儿的身心发展特点、发展目标及托育园的实际情况，综合考虑时间与内容，才能完成周计划的撰写。

李老师要怎样完成周计划的制定？

二、问题呈现

（1）什么是周计划？

（2）学习及发展的内容涉及哪些领域？有哪些组织形式？

三、问题解决

问题1：什么是周计划？

周计划是一周之内全部养育、教育活动及相关工作的具体方案，将月计划分解到各周逐次完成，进一步明确工作要求、内容、措施，是保证月教育目标和周工作目标顺利实现的必要条件，也是日教育目标与方案设计的依据。

依据婴幼儿原有经验，贴近婴幼儿实际生活及园区特色主题，合理安排一日流程。主要环节为入园、早操、学习中心、大运动、午餐（餐后运动）、午休、午点、学习中心、离园等。

2~3岁婴幼儿个体之间差异表现明显，多按自己的时间表来发展，教育内容要采取"适宜且促进儿童各领域发展"的内容选择标准来筛选幼儿活动，教育计划应该灵活安排，注重活动的过程。

问题2：学习及发展的内容涉及哪些领域？有哪些组织形式？

学习及发展的内容主要有动作发展（大肌肉运动的爆发期。每天都要需要安排一个大肌肉运动游戏活动）、认知发展、生活与卫生习惯、语言发展、情感和社会性的发展等。

活动组织从区域活动、生活活动、教学活动、户外活动等多种类型进行。

范例如图2-4-2所示。

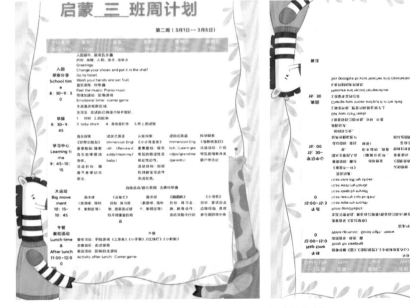

图2-4-2　周计划范例

任务三　婴幼儿区域活动的观察记录

一、情境案例

表 2-4-5 是李老师运用观察记录表做的贝贝活动观察。

表 2-4-5　贝贝活动观察表

观察者：李××老师　　　宝宝姓名：贝贝　　　当前月龄：36 个月　　　日期：3 月 12 日

领域	□大运动/□精细运动/□语言发展/☑社会性发展/□生活习惯（吃喝拉撒睡）_____	活动区域	建构区
情绪	兴奋□ 高兴□ 好奇□ 沮丧□ 难过□哭泣☑害怕□其他_____		
	本次观察情境涉及的婴幼儿行为表现		
	☑婴幼儿发起的活动　　　☑独立完成　　　　□花费时间（1~5 分钟） □教师发起的活动　　　□在成人的指导下完成　☑花费时间（5~15 分钟） □对婴幼儿来说是新任务　□在同伴的帮助下完成　□花费时间（超过 15 分钟） ☑对婴幼儿来说是熟悉的任务		
观察记录	贝贝今年三岁了，她很喜欢托班，但是不太用语言表达。 　区域活动是贝贝最喜欢的游戏。今天，好多小朋友都去建构区玩了，贝贝也很想去，我鼓励她大胆去玩。贝贝勇敢地迈出了步伐，渐渐走到小伙伴的身旁坐下，开始认真搭起了漂亮的小城堡。 　但对面的小西却把她的玩具拿走了，贝贝不想让小西拿玩具，所以就把玩具放到了另一边，可是小西还是过来拿走了。贝贝很生气，拿回了自己的玩具，还把小西的玩具推倒了。 　最后，贝贝难过地哭了起来		

二、问题呈现

（1）李老师在观察过程上用了观察记录表，你觉得李老师还可以做哪些事情？

（2）怎样才能尽量如实客观地观察与记录？

三、解决问题

问题 1：李老师在观察过程上用了观察记录表，你觉得李老师还可以做哪些事情？

李老师还可以采用定点观察法观察婴幼儿在某一区域的活动情况。观察者固定在游戏中的某一区域进行定点观察，有助于了解某主题或区域幼儿的游戏情况，了解婴幼儿现有经验及他们的兴趣点、婴幼儿之间的交往、游戏情节的发展等动态信息，并且让教师较为系统地了解某一件事件发生的前因后果，避免指导的盲目性。

记录方法方面，教师还可以用录音的方式将婴幼儿的活动情况描述下，最后整理好，将其记录在观察表格里。

分析影响婴幼儿不愿意分享玩具和动手打人的因素（家庭方面、自身方面），更要与婴幼儿进行谈话，了解他们为什么不愿意分享玩具和动手打人。与婴幼儿家长交流，了解他们的家庭生活情况。

问题 2：怎样才能尽量如实客观地观察与记录？

在记录过程中要注意如实记录幼儿的表现。这是幼儿真实情况的表现，教师不要将自己的想法强加进去，以免影响观察的效果。无论好坏，但记无妨，从而使观察记录真实化。

观察结果的记录是观察材料处理的首要环节，教师在记录时要谨记认真、客观、周密、细致，我们常用的观察方法主要有以下几种：

（1）现场记录，它要求观察和记录同时进行，一般可采用速记法记录，在事后详细处理。

（2）评定记录。

（3）系统表格记录法，利用预先准备好的图表，将观察到的情境记录到图表中。

（4）现代观察技术和记录手段，运用录音、录像、摄影等技术对婴幼儿进行记录，尤其是摄影，是我们在开展档案创建工作中常用的，这主要考虑其在幼儿园实际工作中的可行性问题。

四、相关知识

1. 观察是教师的基本功

观察幼儿是教师必备的专业能力之一，要学会聆听童声，解读童心。教师观察具有一定的原则，即观察目标的明确性、观察方法的科学性、观察记录的客观性和观察分析的准确性。在幼儿的区域中，教师对自己的角色定位也有了一定的思考，教师应该既是有序的组织者，更是幼儿经验的唤醒者、幼儿关系的协调者、观察与指导者。通过观察婴幼儿，教师可以评估他们的需要，拓展他们的经验，促进他们的学习。观察婴幼儿很重要的一个环节是学会写观察记录，写好观察记录可以帮助教师更好地了解幼儿，改善教育目标，促进每位婴幼儿全面和谐地发展。

2. 观察的行为

就理论而言，教师观察行为是指教师从观察对象或教育情境搜集信息的过程。教师观察行为可以发生在突然的情境下，表现为教师有目的或无目的地搜集观察对象信息的过程。就现实而言，随着素质教育的深入推进，教师的职能不仅是组织好几次集体活动，而是要树立"以幼儿为主，教师为辅，在玩中学"的理念，要通过合理组织、科学安排，将幼儿园一日活动有机地融为一体，充分认识和实现幼儿在园一日活动各环节的教育价值，让幼儿在自然的生活和学习中健康、和谐地成长。

3. 观察的价值

意大利著名幼儿教育家蒙台梭利说过："唯有通过观察和分析，才能真正了解孩子的内在需要和个别差异，以决定如何协调环境，并采取应有的态度来配合幼儿成长的需要。"只有观察了，才能有所感受，从而给以反应，最终予以表现。所以，教师有效、正确的观察行为的创建，对婴幼儿的发展起着深远的影响。

（1）观察有利于了解幼儿的发展水平和学习能力。

每个幼儿都是独特的个体，因遗传、家庭、环境的不同，每个幼儿都有着不同的发展速度，并且从出生起就有着意想不到的学习能力和活力。幼儿因生理、心理、教学方式的不同，有着不同的学习方式。

（2）有利于了解幼儿的心理需要和经验的获得。

幼儿的心理变化常常通过语言、表情、动作等方式表达。其实我们要时时刻刻把自己和孩子摆在同一个高度，用一颗敏感的心去领悟、去体会幼儿所思所想，还要善于抓住生活中的教育契机，因势利导，让教育取得事半功倍的成果。"读懂孩子心，做孩子的朋友"绝不是一句空话。

（3）有利于有效地指导教育活动。

教师通过对幼儿的观察及记录，可以了解到幼儿的生活习惯、思维特点、特长爱好、性格、能力以及弱点等，从而掌握幼儿发展状况，以及随着时间而发生的发展变化信息。这样有利于教师进行分析与反思，及时调整自己的教育教学方法，增强教育的针对性。另外，通过"档案"的整个建立过程，能够记得每一个幼儿，加深了对每个幼儿的认识，有利于教师全面了解幼儿，增强教育的实效性。例如，在收集幼儿美术作品时发现一个幼儿的绘画水平不错，但是上色时，整幅画都是用的黑色，从而引起了教师的注意。经过一段时间的观察和家访了解到该幼儿有比较严重的心理压力，于是教师和家长密切配合，适时调整了教育策略，对该幼儿进行了疏导，现在该幼儿已经可以选择其他颜色画画了。

4. 几种常用观察方法

（1）描述观察法。

根据具体的评价目标，对幼儿日常生活中的自然行为进行观察记录。这种方法适合于教师或家长在幼儿园或家庭日常生活中使用，观察者可以随手记下幼儿的行为表现、言谈举止，从而直观地分析幼儿的发展状况，可分为日记描述法和轶事描述法两种。

①日记描述法，又称幼儿传记，主要是幼儿身上发生的新行为或新事情，一般由父母来写。由于家长的观察记录水平的限制，他们的观察可能带有一定的感情色彩，但他们的记录材料也是有相当高的价值的，可作为教师评价的参考依据。

②轶事描述法是对可以表现幼儿个性或某方面的发展并有价值、有意义的行为情境所

做的记录。它不受时间、地点的限制，较为简单、方便，如在园小插曲、开心一刻、宝宝淘气时均可加以描述。

（2）时间抽样观察法。

时间抽样观察法是在规定的时间间隔内，观察记录预选行为是否出现的方法。这种方法只适用于经常发生出现的行为，一般用于日常目标的记录。值得注意的是，观察者必须对有关概念给出明确的含义。

任务四　婴幼儿生活环节规则引导

一、情境案例

进餐前，老师让小朋友们去盥洗室里洗手。天天第一个冲进盥洗室，打开水龙头冲了一下，就关上了，他甩甩手，走到毛巾前随便找了一条，在上面蹭了两下，然后走回自己的座位准备吃饭。

这时，盥洗室里传来乐乐的哭声，原来乐乐和贝贝正挤在一个水龙头前洗手，贝贝正用尽力气挤开乐乐，两个小朋友的衣服都湿了，地上到处是水。

二、问题呈现

（1）在一日生活中，应如何引导幼儿遵守生活常规？
（2）如何引导和帮助幼儿正确地洗手？

三、问题解决

问题 1：在一日生活中，应如何引导幼儿遵守生活常规？

（一）建立必要的生活环节规则

规则的建立是为了促进儿童健康和谐发展，顺利进行各项活动。教师可以引导幼儿共同参与规则的制定，这既体现了对儿童的尊重，又让幼儿意识到规则是活动顺利进行的保证，而非外部强加的约束。从"老师让我这么做"转变为"我自己要这样做"，幼儿对规则的认可度会更高，更愿意遵守规则。

例如，教师和幼儿共同讨论餐前洗手应怎么做到，卷袖子（可以教师协助），开水龙头，把手冲湿，关水龙头，按洗手液，两手相互搓洗（手心、手背和手指缝），开水龙头冲掉泡沫，关水龙头，双手在池内甩三下，找到自己的毛巾擦干双手。针对月龄尚小还无法独立完成的婴幼儿，可以由教师协助。在教师一遍遍的引导下，这套洗手流程就会融入他们的行为中，形成良好的生活卫生习惯。

（二）把规则意识融入环境

环境是重要的教育资源。托育园的幼儿规则意识较弱，需要慢慢树立等待、排队的意识。狭小、杂乱、吵闹的环境容易激发幼儿的负面情绪，为不良行为的产生提供土壤。反之，宽敞、整洁、安静的环境更易增强幼儿活动的责任感和秩序感。

例如，很多托育园或幼儿园的盥洗室的墙上都会贴上"七步洗手法"的步骤，但年龄较小的幼儿对静态图像的关注度并不高，还未养成看规则标识的习惯。教师可以在幼儿洗手时，播放洗手儿歌，引导幼儿跟着儿歌中的步骤认真洗手，也可以将洗手液倒入海绵中，利用幼儿对"海绵宝宝"的喜爱，激发他们捏一捏、搓一搓的兴趣，从而实现"用肥皂泡泡好好洗手"。同时，教师还可以在盥洗室的地面贴上"等待线"，提示排队的幼儿与正在洗手的幼儿保持一定距离，学会等待，避免争抢。通过调整环境，教师不用反复提醒，幼儿也能逐渐做到井然有序地洗手，且动作越来越规范。

问题 2：如何引导和帮助幼儿正确地洗手？

（1）幼儿在洗手环节有可能因为不知道如何洗手以及为何要洗手而出现拒绝洗手或者洗得衣衫都湿透的结果。对于这一现象，老师首先需要带着幼儿一起进行洗手，对于年龄稍大一点（30~42 个月）的幼儿，老师可以将他们的袖子卷好，鼓励幼儿自己洗手。

（2）对于需要老师帮助洗手的幼儿，教师可以一边洗一边和幼儿讲述如何洗手，以及洗手的好处。

四、相关知识

1. 过渡环节

当幼儿从一个环境、活动转移到下一个环境、活动时，需要过渡。两个环节的平稳过渡有助于婴幼儿保持平和的心理状态。当婴幼儿正在全神贯注地投入某项活动时，突然让他们改变活动内容和活动场地，会引起他们的焦虑，表现为哭闹、不听老师的指令、注意力不集中，无法进入下一环节的深度学习和探索等。

过渡环节是一日生活各个环节的纽带，是活动中间的驿站，对于幼儿规则意识的形成有很大的促进作用。教师可以通过提前预告活动的开始和结束，帮助幼儿逐步形成行为自控。在环节间的转换过程中，老师需要从幼儿的角度思考问题，了解幼儿的发展阶段；在计划设置过渡环节的时候，思考如何引导幼儿，以及需要添加哪些额外的活动任务来引导；给幼儿充分表达情绪情感的机会，增强过渡环节的趣味性。

2. 消极等待

婴幼儿在托育园的一日生活中常会出现不必要的等待与保育转换环节，虽然时间不长，但日复一日的累计也占用了儿童大量的游戏时间。而且如果幼儿在各环节的转换中，常处于消极等待状态，如排队上厕所、排队洗手等，幼儿容易因无聊而烦躁，产生同伴间不愉快的互动。建议将一日活动分为大块的时间，减少各环节的过渡次数。在某些环节的过渡中，老师可以让已经准备好的幼儿先进入下一环节，减少等待时间，不要让全班幼儿同时过渡。

单元二 促进动作发展

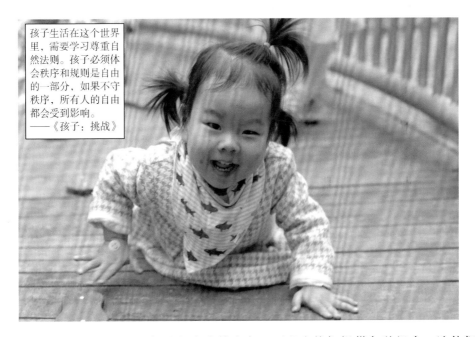

> 孩子生活在这个世界里，需要学习尊重自然法则。孩子必须体会秩序和规则是自由的一部分，如果不守秩序，所有人的自由都会受到影响。
> ——《孩子：挑战》

作为一名幼教工作者，要促进儿童身体发育，可以为他们提供各种机会，让他们能够使用自己的大、小肌肉、发展协调能力、保持健康以及与同龄人一起主动玩耍。

婴幼儿在身体发育方面的里程碑可以分为两个主要方面：大动作发育和精细动作发育。大动作发育是指腿部、手臂和躯干的大肌肉群发育。精细动作发育是指身体的小肌肉群发育，包括手部、腿部和眼部的肌肉。由于具有头尾发展和近远发展原则，大动作会先于精细动作发育。

任务一 粗大动作发展活动的设计与支持

一、情境案例

一天，在户外活动时，教师组织 3 岁的幼儿游戏，先做的是集体游戏《木头人》《彩虹伞》，孩子们的兴趣很高涨，在分散游戏中，我们为小朋友准备了丰富的材料，如小汽车、平衡木、沙包、皮球等，但发现很多小朋友拿到自己喜欢的玩具后就开始休息，还抢玩具，并没有像老师想象的那样开展活动。

二、问题呈现

设计一个大动作类的活动方案需要哪些要素？

三、问题解决

（1）明确活动名称：可以直接简洁一些，要注明适合年龄。

（2）确定活动目标：认知、技能、情感三维目标。

（3）做好活动准备：包括知识经验准备和物质材料准备。

（4）设计活动过程。

①热身运动（粗大动作训练必须进行）：对即将进行具体粗大动作训练的身体部位进行舒缓运动，活动相关关节和肌肉。

②预告环节：教师亲切地与婴幼儿进行谈话，唤起婴幼儿参与具体动作发展活动的积极情绪。

③互动与游戏：讲解、示范动作要点，教师用婴幼儿听得到的语言，对具体训练的动作要点进行讲解示范，并出示玩教具，引导婴幼儿进行观察，鼓励婴幼儿进行动作的训练。

④观察与评估：通过观察幼儿活动状态，对婴幼儿参与活动的情况和能力进行积极评价，鼓励婴幼儿积极参与下次活动。

⑤个性化指导：教师根据婴幼儿年龄特征和具体动作的训练要求开展游戏活动进行合理科学的训练，然后根据能力水平给予积极有效的指导。

⑥生活与自理：教师和婴幼儿一起进行玩教具材料的整理。

四、相关知识

1. 婴儿大动作发展顺序及年龄（见表 2-4-6）

表 2-4-6　婴儿大动作发展顺序及年龄

大动作发展项目	开始月龄	常规月龄	发展较晚月龄
俯卧时抬头看东西	0	1.8	4
俯卧时抬头 45°	1	2.7	7
俯卧时抬头 90°	1	3.7	6
独坐时头不滞后	2	4.5	6
独坐时头前倾	2	4.5	6
扶双手站腿支持一点重量	2	4.8	6
翻身	2	5.5	7
俯卧前臂支撑	2	5.6	7
扶腋下站腿一蹬一蹬	3	6.6	8
俯卧着打转	3	7.5	10
在小车内坐着玩玩具	4	6.7	9

大动作发展项目	开始月龄	常规月龄	发展较晚月龄
独坐	5	7	8
爬	5	9	12
独站片刻	5	9.8	11
从站位到坐位	6	10	12
扶双手可以迈步	6	10.7	12
自己扶着站起来	7	9	12
扶拦可以走来走去	7	10.9	14
独自站立	8	11.9	14
扶一手可以走	9	11.8	14
开始走1~2步即倒入怀里	10	13.3	14
会自己正下床	11	20.5	22
独走几步较稳	11	14.8	16
不扶东西可以自己蹲下	12	15	18
独自走路	12	15	16
扶拦上楼梯一级一级	13	17.5	19
会抱着玩具走	13	18.2	26
会踢球无方向	13	18.8	22
跑几步	14	19.3	20
扶拦走路	14	17.33	19
不扶栏杆上台阶1~2级	16	19	20
踢球较准	16	21.5	23
跑5~6米	16	21.5	23
有意识跳但脚不离地	16	24	28
双脚跳远	18	27.6	31
独脚站1~2秒	20	26.7	30
不用人扶独自上楼2~3级	21	26	28
会双脚跳离地面	21	26.8	30
模仿做两三个动作	21	27.6	31
独脚站5~10秒	21	29	32
不扶栏杆下台阶2~3级	22	28.5	30

2. 婴幼儿大动作训练的原则

（1）发展性原则：训练大动作要根据婴幼儿大动作发展的水平进行，训练难度要略高于现有的发展水平。如已经会扶坐了，就要逐渐训练独坐。婴幼儿动作发展的顺序遵循从上到下（抬头—翻身—坐—爬—站—走）的原则，练习时必须遵循这个发展顺序，否则不仅不能促进婴幼儿动作发展，还会影响其生长发育。

（2）快乐性原则：在进行大动作训练时，不能枯燥地为训练而训练，而是要培养婴幼儿活动的兴趣。尽量寓教于乐，让婴幼儿在愉快轻松的游戏中，体验与成人合作游戏的快乐，不知不觉地达到动作发展的目的。

任务二　精细动作发展活动的设计与支持

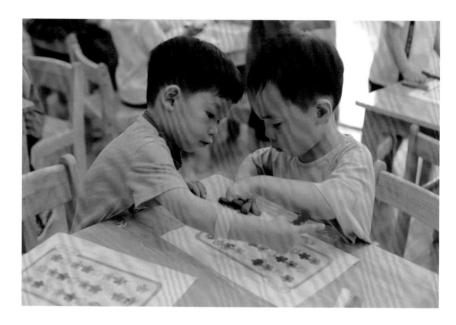

一、情境案例

辉辉两岁了，现在每次吃饭，他都不用勺子，而是用筷子，而且抓筷子的动作特别标准，不但夹菜夹得好，连夹花生米都是稳稳当当的。辉辉的妈妈表示，也没有刻意训练他，只是从辉辉一岁半开始，他就对抓筷子很感兴趣，常常模仿大人用筷子夹菜，也许是熟能生巧，辉辉很快就学会了使用筷子。

二、问题呈现

设计一个精细动作类的活动方案需要哪些要素？

三、问题解决

对捏撕纸（适宜年龄：12~36个月）是一种能够有效训练幼儿精细动作的活动。

1. 活动准备

幼儿衣着宽松，精神状态良好，已学会抓握动作，手眼协调取物等；适合幼儿坐的小椅子、小桌子；各种材质的纸如餐巾纸、皱纹纸、挂历纸等；玩具小碗等。

2. 活动预告

教师展示准备好的材料，告知幼儿要一起做撕纸的游戏了。

3. 活动目标

（1）认识大拇指和二食指。

（2）初步学会大拇指和食指对捏撕纸。

（3）愿意积极参与活动，体会活动的快乐。

4. 互动与游戏

（1）创设情境导入活动：教师和幼儿一起坐在桌边，将手肘依在桌上。教师和幼儿边念儿歌边做动作：大拇指大拇指点点头，二食指二食指点点头，三中指三中指点点头，四无名指四无名指点点头，小拇指小拇指点点头。

（2）讲解、示范动作要点：教师出示不同材质的纸张，让幼儿摸一摸，感知每一种纸张的不同，"宝宝，看一看、摸一摸它们有什么不一样？"教师边示范撕纸，边介绍撕纸的方法：大拇指二食指，在一起做游戏，你追我赶真有趣。请幼儿拿起一张纸尝试进行撕纸，如果幼儿无法撕开，教师选择较柔软的纸张或者在纸张上撕开一条小口，指导幼儿将纸撕成长条。

（3）游戏——撕面条：教师出示一个空碗说："肚子饿了，宝宝来吃一碗面条吧。"即用语言创设游戏情境，唤起婴幼儿撕纸的兴趣。

5. 观察预评估

幼儿操作时，教师需要观察幼儿手部力度是否适中，是否三指捏。

6. 个性化指导

撕纸游戏中，手指灵活度待提升的幼儿，老师可以提前将纸撕个小缝，让幼儿顺着小缝向下撕。

7. 生活与自理

（1）教师和幼儿一起欣赏面条说并假装吃面条，教师边做动作边说："宝宝做的面条真好吃，回到家我们再做给爸爸妈妈吃吧。"

（2）整理物品：教师和幼儿一起进行玩教具材料的整理。

四、相关知识

1. 婴儿精细动作发展顺序及年龄（表2-4-7）

表2-4-7　婴儿精细动作发展顺序及年龄

精细动作项目	开始月龄	常规月龄	发展较晚月龄
手中玩具一会儿即掉	0	1.5	3
乱敲打手中玩具	1	2.7	4
抓自己衣服、被角不放	1	2.8	4

精细动作项目	开始月龄	常规月龄	发展较晚月龄
明确注视手中玩具	2	4.5	6
大把抓玩具	3	6.9	8
会用手指挠桌面	3	7.5	8
用手弄倒桌面上的东西	4	7.5	9
可把大米花抓到手	4	7.5	8
给纸爱撕	4	8	11
手指给他会握	5	8.5	11
有意将玩具放在手里	5	10.3	11
大拇指和食指抓捏	6	9	11
将小丸放入瓶中	9	13.5	15
翻书5~6页	11	15.5	16
用手掌握笔乱画	11	16.8	19
有提笔姿势但不正确	16	18.8	22
每次翻书2~3页	16	19	22
用玻璃丝穿扣洞，但不会玩	16	21.5	24
会折纸2~3折	16	22.8	24
手握笔正确	16	23.6	24
会一页一页翻书	18	24.8	26
会一手端碗吃饭	21	24.6	26
会用玻璃丝穿扣洞	21	24.6	26
用积木搭桥	21	24.8	27
折纸有边角	21	30.6	33
会自己在水龙头下洗手	21	30.7	33

2. 婴幼儿精细动作训练的原则

（1）发展性原则：在婴幼儿发展的不同时期，提供合适的刺激物让婴幼儿有机会进行精细动作的训练，通过触摸、抓握、拍打等动作的训练，可以帮助婴幼儿发展良好的感知觉和动作行为，促进他们大脑细胞的发育和手眼协调能力的形成。

（2）操作性原则：进行精细动作训练，离不开配套的操作玩具，婴幼儿可以在成人的引导下有步骤地操作，待掌握操作技巧后，就可以自行玩耍了。

（3）渐进性原则：大脑发育是逐渐进行的，精细动作的发展也是由简单到复杂的过程，因此为婴幼儿提供的玩具也遵循由简单到复杂的原则，精细动作的训练也应遵循渐进性的原则。

单元三　促进语言发展

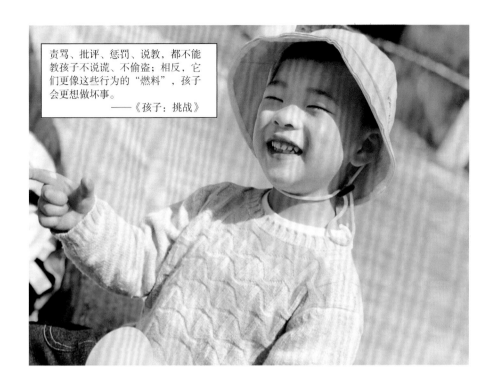

责骂、批评、惩罚、说教，都不能教孩子不说谎、不偷盗；相反，它们更像这些行为的"燃料"，孩子会更想做坏事。

——《孩子：挑战》

任务一　幼儿倾听、表达的回应与支持

作为一名 0~3 岁婴幼儿成长的早期教育工作者，你在帮助幼儿培养良好的语言能力上发挥着关键的作用。婴幼儿会使用语言的技能与你和其他孩子交流、参与游戏，学习热爱书籍并从中学习知识，以及用口头和书面的形式表达感受和想法。你提供的学习环境以及在环境中与他们互动的方式都会影响他们对这些技能的习得。要支持他们的语言发展，你可以在婴儿对你发出咕咕声时回以微笑，向幼儿介绍新的词汇，给所有年龄段的孩子朗读，邀请孩子们在大大小小的集体活动中分享自己的想法以及每天与孩子们交谈等。

一、情境案例

D 宝宝，男，2009 年 5 月 23 日出生，剖腹产，正常。2012 年 4 月 29 日宝宝 35 个月。宝宝会回答"这是什么"，但不会回答"××到哪去了"，不会区分你我。

二、问题呈现

根据该宝宝语言发展的情况，如何设计听和说训练游戏？

三、问题解决

游戏：送娃娃回家

（1）游戏目标：学习使用你我的代词，表达自己的愿望。

（2）游戏准备：老师和宝宝面对面坐着，一个布娃娃。

（3）互动与游戏。

①老师出示布娃娃问宝宝："这是谁？"引导宝宝回答"这是布娃娃"。

②老师说"哇哇哇，娃娃哭了"，问宝宝怎么办。如果宝宝不会说，老师就说："娃娃要回家，宝宝要怎么安慰娃娃？"

③老师示范说"不要哭，我送你回家"，说"我"时用手拍自己，说"你'时，用手拍娃娃。

④老师指导宝宝表达自己的意思。

（4）观察与评估：在游戏中通过观察，引导宝宝说出完整的句子。老师强调边说边做动作，将我和你的动作明确区分开。

（5）个性化指导：不愿意开口表达的幼儿，老师要多鼓励多引导，多加以语言带动，逐步激发孩子开口模仿。

（6）生活与自理。

在日常活动中，鼓励幼儿使用代词"你""我"，表达自己的想法。

四、相关知识

（一）选择与改编婴幼儿听和说游戏的要求和注意事项

1. 0~1岁

（1）加强婴儿听力与发音能力的训练。

①可选择一些优美的、欢乐的乐曲和歌曲定时播放。

②选择声响悦耳的玩具吸引婴幼儿的注意力。

③让婴儿的情绪兴奋起来，发出各种声调。

④训练发音器官，为模仿成人说话打下基础。

（2）与进行认知活动相结合。

①从出生开始坚持与婴儿说话，把说话融入日常生活当中，边做边说，把自己正为婴儿做的事情说出来。

②把婴儿生活中经常接触和使用的实物，用简单的词汇、响亮的声音说出来，对婴儿进行反复的刺激，长时间的积累，为今后开口说话做准备。

（3）适时激发婴儿说话的欲望。

①在满足婴儿吃、喝、睡等基本需要后，要因势利导，与婴儿做发音游戏，与婴儿面对面进行交流，做一些夸张的口型和动作，让婴儿反复进行模仿训练，如妈妈、爸爸等。

②从生活中取材，引导婴儿边做动作边练习发音。成人一边说一边表演动作，让婴儿模仿，然后由成人说，婴儿来表演，如"笑一个""拍拍手""把球扔过来"等。反复练

习之后，婴儿自然而然地把动作和名词联系起来。

2. 1~2 岁

（1）帮助幼儿增加词汇量。通过日常生活中的户外散步、到公园玩的机会，成人可以引导幼儿认识与日常生活相关的物品，如花草树木、交通工具、各种动物，主动告诉幼儿想要知道的一切。指导时要加重语气，突出每次新出现的词汇，多说几遍，而且还要鼓励幼儿把听懂的话说出来。扩大词汇量、丰富知识和发展语言是紧密联系、同时进行的。

（2）指导时注意示范发音。幼儿有了表达意愿和感情的需要后，会积极主动地说话，开始时会出现单音重复（如"车车""灯灯"等）、以音代物（如"嘀嘀"代车、"汪汪"代狗）、以词代句（用"凳凳"表示坐）等情况，成人要多听幼儿发音和说话，用规范的语言做出示范，但不要刻意纠正幼儿不正确的发音，从而避免他们产生语言障碍。

（3）运用游戏进行语言训练。例如可以通过"看图说话""我问你答""打电话""手指游戏"等进行语言训练。

（4）选择与幼儿年龄相匹配的故事和儿歌进行训练。选择内容要生动，情节简单，语言规范，对幼儿有吸引力，语速不要太快，尽量配上一些动作。

3. 2~3 岁

（1）丰富幼儿的生活。尽量扩大认知和交往的范围，适时地教会幼儿相应的词语。例如：

①看图说话：与幼儿一起看生活用品的图片，边看图片边讲各种物品的特点和用途，让幼儿模仿成人的语言，边指图片边练习说话。每天练习 2~3 次。

②练习表达：带幼儿到动物园，边看边提问，让幼儿用语言回答问题，如"这是什么动物""这个动物在干什么"等。

③练习说完整的句子：学会使用包括主语、谓语、宾语的句子。例如"我要喝水""妈妈上班去了""阿姨讲故事"，并逐步学会使用一些简单的形容词。再如"我要红色的皮球""爸爸吃大个的苹果"等。

（2）满足幼儿的求知欲。多讲故事，多念儿歌、指导幼儿看图画、听音乐。每次听完（看完）之后，指导幼儿回忆和理解故事的内容，让幼儿复述故事内容，这样既可丰富他们的语言，又可训练其注意力、记忆力。例如：

①儿歌练习：最好由 3 个音节的儿歌学起，要带着表情教幼儿一句一句学唱，边唱边打拍子，边配合一些动作，以增强韵律和快乐感。如"布娃娃，笑哈哈，大眼睛，黑头发，爱干净，又听话"。

②复述故事：教幼儿看图说话。开始时由成人讲图片中的内容，从让幼儿认真听并模仿成人说的话，逐步过渡到提出问题让其回答，并按照问题的顺序复述。在给幼儿讲故事或图片时，不断提出问题引导幼儿回答"如果"后面的话。"小花猫出去玩时，如果肚子饿了怎么办？""如果小兔子找不到家怎么办？"通过这种训练，幼儿可以初步学会推理。

（二）观察、分析和记录幼儿听和说行为的方法与要点

（1）对幼儿的听和说行为的观察是在与幼儿的自然交往状态下进行的。

（2）对幼儿的听和说行为观察的目的是为了准确地了解幼儿听和说能力发展的水平。

（3）依据幼儿语言发展月份指标，对观察到的幼儿听和说的发展情况进行分析评价，并计算出语言领域的发育年龄。

（4）根据幼儿语言领域的发育年龄，制定和设计语言领域的游戏方案。

（三）0~3岁婴幼儿语言家庭教育指导要点

（1）鼓励主动学习婴幼儿日常养育和照料的科学知识与方法。引导家长让婴幼儿多看、多听、多运动、多抚触，带领婴幼儿开展适当的运动、游戏，增强儿童体质。了解婴幼儿成长的特点和表现，学会倾听、分辨和理解婴幼儿的多种表达方式。

（2）提供言语示范。指导家长为婴幼儿创设宽松愉快的语言交往环境，通过表情、肢体、语言等多种方式与婴幼儿交流；提高自身语言表达素养，为婴幼儿提供良好的言语示范；为婴幼儿的语言学习提供丰富的机会，运用多种方法鼓励儿童表达；积极回应婴幼儿，鼓励婴幼儿之间的模仿和交流。

任务二　促进幼儿早期阅读活动

一、情境案例

C宝宝，男，2010年8月26日出生，剖腹产，正常。2012年1月8日15个月的宝宝会执行单独给予的命令，可以指出身体的3~4个部分，但不会用叠字。

二、问题呈现

如何根据该宝宝语言发展的情况设计早期阅读活动？

三、问题解决

1. 游戏名称

亲子阅读"家禽"卡片

2. 游戏目的

认识家禽，模仿叫声，学用叠字，学习看卡片说名称。

3. 游戏准备

每人一套公鸡、母鸡、小鸡卡片。

4. 预告环节

老师出示家禽图片，提前告知婴幼儿游戏名称。

5. 互动与游戏

（1）老师向家长介绍活动目标，示范指导宝宝学习的方法。

（2）家长和婴幼儿面对面坐着，家长将卡片放在脸的左侧播放，第一次播放只说名称，第二次加上叫声，如"公鸡喔喔"反复说，注意观察宝宝的注意力。当婴幼儿视线开始转移时更换卡片，吸引婴幼儿的注意，反复播放3~4次。

（3）将卡片排在婴幼儿面前，家长指卡片，让婴幼儿说名称和模仿动物叫声。

6. 观察与评估

家长的声调是否能抓住婴幼儿的注意力，婴幼儿对于成人的表达是否会加以模仿。

7. 个性化指导

阅读兴趣度低的婴幼儿，家长可以换布偶或指偶的形式，与婴幼儿进行语言交流，提升活动的趣味度。

8. 生活自理

在日常生活中，家长应坚持亲子阅读，每天保证 10~20 分钟，多鼓励婴幼儿进行简单的输出，先从象声词开始。

四、相关知识

1. 婴幼儿阅读的要求与注意事项。

（1）0~6 个月是阅读行为发生的准备阶段。

婴儿出生后，给予适宜的视听刺激。3 个月时，当婴儿看到黑白的男孩、女孩图片时，会出现微笑，且脸部表情丰富，似乎在跟图片中的宝宝"交谈"。4 个月时，给宝宝看婴儿大卡片，能注视较长的时间。5 个月时，当听到"苹果在哪里"的声音，宝宝会定向寻找；6 个月时，听到名称会用眼睛看卡片或物，出现最初的视听联系行为。

（2）7~12 个月是阅读行为发生阶段。

这一阶段婴儿用眼寻找听到名称的物和卡片的速度大大加快，视听联系的行为更为熟练。随着婴儿手的动作的发展，会用手指出听到名称的物和卡片。起先是由成人握着宝宝的手被动地指物、指卡片，逐渐地过渡到宝宝听名称能用手指出物或卡片，"阅读"的行为便开始产生了。随着婴儿爬、站立动作的发展，逐渐扩大宝宝的视野，宝宝的求知欲日益增强，不再满足成人说名称宝宝指了，常常是宝宝自主地指着物或卡片要成人说名称，"阅读"的行为更为主动了。如果此时成人忽视了宝宝的学习积极性，不能及时应答，宝宝会很不高兴，进而影响今后的阅读兴趣。

（3）13~18 个月是阅读行为称名意义阶段。

当幼儿会走路时，探索欲望日益增强，会主动进行卡片与实物的联系；如有的幼儿会指着窗户的卡片，再指着家里的窗户，此时成人要做出应答："宝宝真棒，知道这是窗户，那也是窗户。"还有的幼儿会说"一样的"。此时成人应提供相匹配的卡片和实物让幼儿去对应配对，如水果与水果卡片，将卡片排在桌面上，让幼儿将水果放在水果卡片上配对，使听到的词与卡片和实物建立意义联系，理解卡片的形象所代表的实际意义。

（4）19~24 个月是阅读行为含混概念阶段。

此时幼儿已会说出许多卡片和实物的名称，很有成功感，并对卡片的名称进行联想。比如"睡觉"的卡片，宝宝会联想出"爸爸睡觉""妈妈睡觉""宝宝睡觉"等，还会对物的特征进行联想，如会说"电风扇转转转，空调转转转，排气扇转转转，轮子转转转"，概括能力初步形成。此时，环境中的卡片以类的形式出现，潜移默化地对幼儿进行类的教育。此时幼儿喜欢翻书看书，还会边看边说，为相同的卡片配对。

（5）25~30个月是阅读行为概念清晰阶段。

幼儿能从众多的片卡中找出"水果"的卡片、"蔬菜"的卡片，"交通工具"的卡片等，类的意识初步形成，并开始用手指着图书，边指边说。在成人的引导下，能手口一致地点读图谱与念儿歌。

（6）31~36个月是阅读行为表达阶段。

此时幼儿喜欢问为什么，喜欢思考问题，看图书时能回答简单的问题。起初会模仿成人复述故事，后来在成人的问题引导下，学习讲述故事，即问式讲述故事，最后逐渐过渡到能自己看图书讲述故事。

（7）注意事项。

婴幼儿在以上这6个阶段阅读行为的年龄特征是以婴幼儿一出生就介入指导的水平状态，介入指导的时间越迟，年龄阶段的特征就越往后推。

单元四　促进认知发展

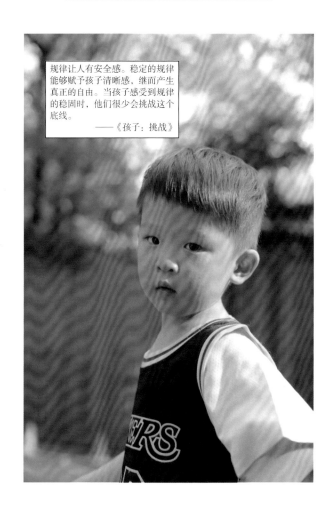

规律让人有安全感。稳定的规律能够赋予孩子清晰感，继而产生真正的自由。当孩子感受到规律的稳固时，他们很少会挑战这个底线。

——《孩子：挑战》

任务一　促进幼儿感知力发展

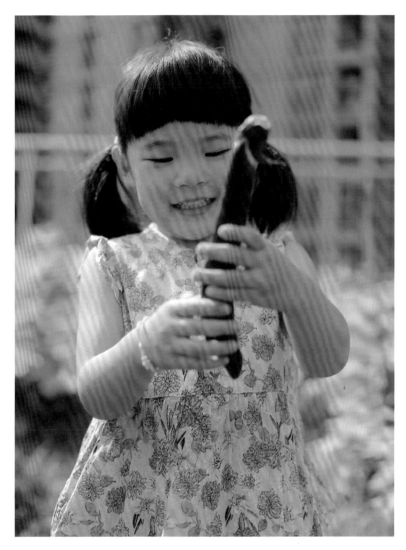

　　婴幼儿是主动的学习者，他们会运用所有感官与周围世界的人和物进行互动。通过在有爱的环境中主动探索，婴幼儿开始了解周围的世界是什么样的，学习如何建立联系、比较和对比以及分类。成人通过示范、提问、探索和实验为婴幼儿提供学习支持，引导他们进行更高层次的思维和推理。婴幼儿在生命前 5 年里学到的东西和养成的学习习惯为他们成为终身学习者奠定了基础。

一、情境案例

　　A 宝宝，男，2011 年 6 月 20 日出生。剖腹产，正常。2012 年 5 月 6 日宝宝 10.5 个月，会找声源，近处的玩具可取得，不会注意看大的花朵，不会寻找失落的玩具。

二、问题呈现

应如何根据该宝宝认知发展的情况，设计认知训练游戏？

三、问题解决

游戏：认识物体

（1）游戏目标：学习认识物品，能将听到的词与看到的实物联系起来，用眼睛寻找。

（2）游戏准备：各种形状的钟若干。

（3）预告环节：出示闹钟前告诉幼儿，接下来我们要和"钟"做游戏了。

4. 互动与游戏。

①老师出示一面钟，让宝宝观察，听钟的秒针走的声音，告诉宝宝这是钟，反复出现"钟"这个词。

②老师逐一出示其他钟，告诉宝宝"钟"这个词。

③问宝宝"钟在哪里？"让宝宝用眼睛寻找。

（5）观察与评估：婴幼儿能够跟着老师的指令找到钟，并表达这是钟。

（6）个性指导：语言能力较弱的婴幼儿，做到肢体表达即可。

（7）生活自理：对于生活中常见物品，我们要多用夸张的原因，向婴幼儿表达名称，鼓励幼儿模仿。

四、相关知识

1. 感知觉

（1）定义。

感觉知觉统称感知觉，是所有认识的最初始、最起点的部分，感觉和知觉是紧密联系而又有区别的心理过程。

（2）感觉和知觉的区别与联系如图 2-4-3 所示。

	感觉	知觉
区别	个别属性的反映	整体属性的反映
	低级阶段	高级阶段
联系	都属于认识过程的感性阶段	
	都是对事物的直接反映	
	感觉是知觉的基础	
	知觉是感觉的深入和发展	

图 2-4-3　感觉和知觉的区别与联系

任务二　想象力训练活动的设计与支持

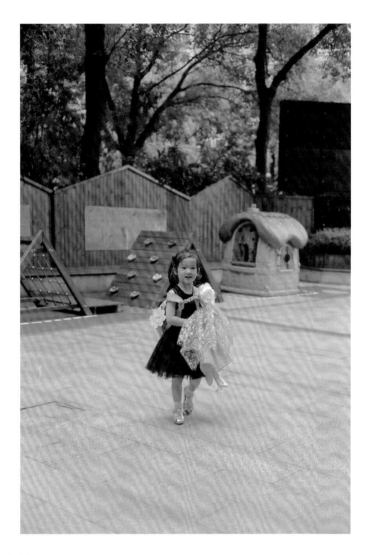

一、情境案例

恒恒玩积木时，不像其他小朋友那样能搭出创意的城堡、火车轨道等，他只能简单堆高、排长，自己的想法很少，即使妈妈陪着一起搭积木，他也还是固执地坚持自己的做法。

二、问题呈现

如何设计训练幼儿想象力游戏？

三、问题解决

游戏训练幼儿想象力："捏"出一个个惊喜

适合年龄：2 岁以上

游戏人数：2 人以上

1. 游戏准备

准备一盒无毒的橡皮泥或胶泥，也可以用一小团面代替；一块光滑的木板或塑料板；一块擦手的湿布。

2. 预告环节

可以提前拿出材料告知幼儿我们要做的游戏，激发幼儿参与的欲望。

3. 游戏与互动

宝宝学着妈妈的样子，取一小块橡皮泥，在手心儿里团成一个球，就是一个小皮球了；把它拿在手里，拇指从上方转着一点点往下压，食指和中指扶在球的外端，球就变成了小碗；如果把球压扁，然后将外边微微上翘，它又变成了一个盘子……妈妈给宝宝一些方法，而后放手发挥宝宝的想象力，任由他捏出小锅、小勺，捏饺子、做面条，或者捏出星星、小花、小树……

4. 观察与评估

动手的过程也是动脑的过程，宝宝边捏边想，将自己已有的经验和探索结合起来，想法会越来越多，手指会越来越灵巧，内心也越来越自信。

5. 生活与自理

在日常生活中，面对宝宝自由发挥的作品，妈妈可不要吝惜夸奖，你的鼓励会让宝宝体验到成功的快乐，从而做得更好。

四、相关知识

1. 想象力发展过程

1 岁半以后，宝宝开始玩假装游戏。在 2 岁前，宝宝的假装游戏比较简单，基本没有什么创新的成分，大多是生活的简单重复，与周围人群的生活没有什么联系。

到了 2 岁，宝宝的假装游戏则加入了一些比较复杂的内容。宝宝可能通过观察与思考，慢慢尝试概括自己或他人日常生活中的一些行为，再将这些行为加入他的假装游戏中去。比如他会学着妈妈的模样，拿起一个玩具电话，对着话筒说："喂！你好！你是谁呀？"然后进行一番听起来十分有趣，但是不见得合乎逻辑的"对话"，最后他也会煞有介事地跟对方说"再见"，并挂断电话，结束他的通话游戏。宝宝利用自己综合生活经验的能力，让新的生活经验变得更有意思。

3 岁是宝宝想象力游戏的一个分水岭。过了 3 岁，随着宝宝各种知识的积累，他的想象力也越来越丰富，于是他的假装游戏因为有了这些作为基础，便越发地登峰造极起来。除了日常生活中常常遇到的一些事情，他甚至开始想象一些我们根本就无法想象的事物来开展他的假装游戏。3 岁以上的宝宝开始对"过家家"游戏产生浓厚兴趣，喜欢尝试各种不同的角色，来满足自己的好奇心，展示自己对不同角色的理解。

2. 想象力培养要点

（1）丰富感性认识。

（2）保护好奇心理。

（3）参与幼儿活动。

（4）要发展幼儿语言。

（5）要及时鼓励赞赏。

任务三　如何保护与提升幼儿注意力

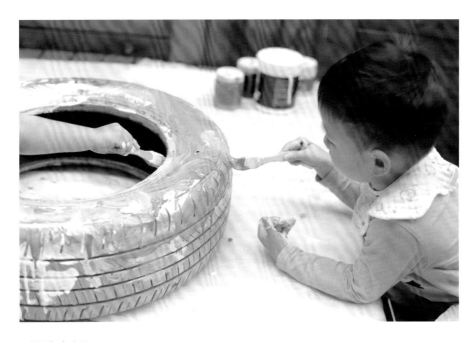

一、情境案例

多多已经3岁了，每次妈妈讲故事时，他只听2~3分钟就跑开了，玩玩具时间也比较短暂，做某件事情很难坚持，经常做到一半就不想做了。

二、问题呈现

如何设计培养幼儿注意力的游戏？

三、问题解决

培养宝宝注意力的游戏（适合2~3岁幼儿）

游戏一：找不同

1. 材料准备

两张大致相同但有几处不同的图片。

2. 预告环节

游戏前，老师用趣味语言引导接下来的游戏名称、内容，增强幼儿兴趣点和参与度。

3. 互动与游戏

让宝宝找出两张图片的不同之处。

4. 观察与评估

刚开始玩这个游戏时，这两张图片的不同之处要明显一些，让宝宝很快找到，有成功感，然后再循序渐进换卡片，提升难点。

5. 个性化指导

专注力时间较短的幼儿，老师需要提升游戏的趣味性，比如游戏过程中加一些象声词，激发幼儿持续探索的欲望。游戏的时间不宜过长，让幼儿有适应的过程，在游戏中应多加鼓励和肯定。

四、相关知识

1. 注意力发展特点

（1）注意无目的性。

0～3岁的宝宝还不能有组织、有目的地注意事物，很容易受到无关事物的干扰，致使原来的任务不能完成。比方说，宝宝很可能一会儿玩这个玩具，一会儿又要玩另一个，还将玩具扔得满地都是。

（2）注意无稳定性。

0～3岁的宝宝持续注意的时间很短，很容易转移注意的对象。研究显示，宝宝年龄越小，注意力集中的时间越短：一般2岁为6～7分钟，3岁为9分钟。

（3）注意无细致性。

3岁以下的宝宝只注意表面的、明显的事物轮廓，不注意事物较隐蔽的、细微的特征，还不太注意两个事物之间的关系。比方说，让3岁的宝宝比较两个相似图形的区别，他们就不大能说出来。

（4）注意无分配性。

3岁以下的宝宝不可能同时注意很多的事物。如果妈妈指着大楼说："宝宝，你看!"爸爸又几乎同时指着小鸟让宝宝看，那宝宝很可能什么也注意不到。

2. 宝宝缺乏注意力的原因与对策

对于宝宝，特别是3岁以前的宝宝，不能过分苛求他们保持很长时间的注意力，应先分析宝宝缺乏注意力的原因，然后以平和的心态，科学地、逐步地、有针对性地培养宝宝的注意力。

（1）对活动本身缺乏兴趣。

对策：尊重宝宝，让他自己选择玩具。只有自己选，宝宝才最喜欢，才有可能专心地去玩。对于一些宝宝初次尝试的游戏，父母也可以进行引导，比如拿出做好的手工"引诱"宝宝："宝宝，看这个小包包多可爱，我们等会儿也做一个好吗?"

（2）学习内容过深或过浅。

对策：结合孩子生长的敏感期提供适合孩子身心发展所需要的内容和学习方法。培养手眼协调的能力。

到了2岁，孩子能力强了，我们可以增加难度，让他穿珠子、钉钉子，同时给予孩子适度的引导。如果孩子自己选择了一样玩具（这表明他喜欢这件玩具），但玩不了两下，就不玩了。这既可能是因为玩具太难了，孩子玩不了，也可能是因为太简单了，孩子觉得没新意。这时，父母可以试着介入，引导孩子继续玩下去。玩具太难了，降低一下难度，力求让孩子"跳一跳能够得着"。如果玩具太简单，就变换一下玩法，让孩子重新喜欢上它。例如，刚开始玩剪刀的时候，孩子不会剪，尝试了几下就想放弃了。这时，我们就该拿着纸条，让孩子剪，这样孩子从原来一手拿纸一手拿剪刀的双手配合到只需要拿剪刀剪，动作难度就降低了。孩子能剪了，就会越剪越好，自信心也越来越强。

（3）家庭环境的影响，如家里人口多、住房紧张、父母脾气急躁；家庭气氛压抑，父母整天争吵不休等。

对策：为孩子提供一个安静的学习环境。在家时，不要在孩子面前争吵，说话声音要轻一些，并尽量让孩子自己探索玩具的玩法。

（4）每次提供的玩具过多。

对策：每次提供给孩子的玩具不宜过多，两三样即可。

（5）健康状况不佳。

对策：在孩子身体不适，如困倦、生病的时候，不要让孩子玩得太久，注意多休息。

任务四　思维力训练活动的设计与支持

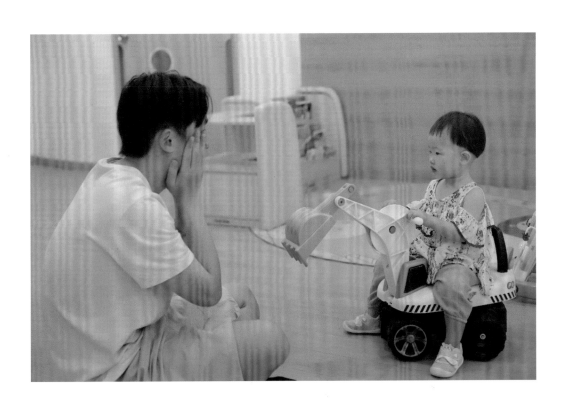

一、情境案例

明明三岁半了，每天起床经常会把自己的鞋子穿反。乘坐电梯时，妈妈会告诉他数字的名称，但是他只能记住 3~4 个数字，形状也只认识 2~3 种，爸爸妈妈有些着急了。

二、问题呈现

问题：如何设计训练幼儿思维力游戏？

三、问题解决

1. 游戏名称

找玩具

2. 游戏目的

（1）发展宝宝的观察力和专注力。

（2）培养宝宝的方位知觉以及做事专心的习惯。

3. 游戏与互动

家长把孩子带到户外，把玩具藏起来。在藏玩具之前，先让孩子看一看、数一数、说一说有哪些玩具，再让孩子边找边数，家长在一旁启发孩子："两个了，还有什么呢？小汽车呢？看看树后面。"当孩子全部找出来后，家长给予表扬和鼓励。

另外，家长还可以准备一张图，指着图问孩子："宝宝，妈妈想考考你，好好看看，这棵树下有什么动物呀？"如果孩子不能全部找出来，家长可启发引导他找，在启发引导时应注意用方位词，如"看看大树上面是什么""再看看树的后面是什么"等，直到孩子找到全部动物。

4. 观察与评估

观察孩子是否能独立找到对应的玩具。根据情况给予提示，尽量让孩子独立完成任务。

5. 个性化指导

能力较弱的孩子，老师可以少量放玩具，根据孩子的情况，再循序渐进地增加。

四、相关知识

1. 思维特点

（1）思维的动作性：这个特点主要表现在幼儿身上，就是说幼儿的思维是在动作中进行的。一般来说，幼儿只考虑自己的动作所接触的事物，只能在动作中思考，而不能在动作之外进行，更不能考虑自己的动作、计划自己的动作，以及预见动作的后果。

（2）思维的兴趣性：幼儿思考感兴趣的事物时，往往是思维最活跃的时候。

（3）思维的形象性：具体形象性是幼儿思维的主要方式。幼儿在解决问题时，思维常常具有具体性和形象性。

（4）思维的简易性：幼儿在思考问题时，做不到综合考虑，往往会忽略各个方面的因素对这个问题的影响。

2. 思维力培养要点

（1）应尽量调动幼儿的感觉器官。

（2）要启发幼儿进行积极思维。

（3）让幼儿有自由活动的机会。

（4）培养幼儿的语言能力。

单元五 促进情感与社会性发展

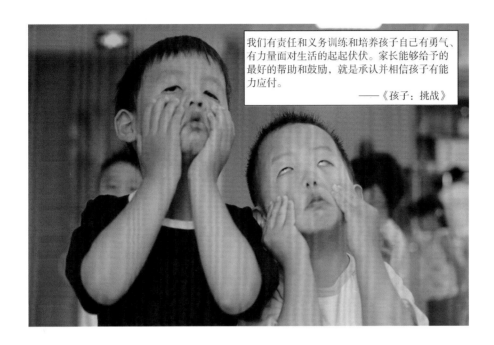

我们有责任和义务训练和培养孩子自己有勇气、有力量面对生活的起起伏伏。家长能够给予的最好的帮助和鼓励，就是承认并相信孩子有能力应付。

——《孩子：挑战》

任务一 激发婴幼儿积极社交互动

社交技能的发展和维护始于婴儿期，大多数人一生都在这条道路上前行。许多幸福家庭和成功事业的秘诀都在于拥有强大的社交技能。尊重他人的观点和贡献，分享和轮流，友好地解决冲突，共同解决问题，建立友谊，这些都是婴幼儿自幼便开始发展的技能。

有助于婴幼儿发展社交技能的 5 个基本要素：

（1）了解学龄前婴幼儿的社交发展。

（2）利用环境激发积极的社交互动。

（3）鼓励婴幼儿玩游戏。

（4）鼓励婴幼儿建立积极的人际关系。

（5）培养婴幼儿的亲社会行为。

一、情境案例

李老师发现，一向内敛的晴晴小朋友最近总在玩游戏的过程中推搡其他小朋友，直到对方大哭。观察一段时间后，李老师发现晴晴并不是在争抢玩具，好像是在通过推搡来吸引同伴的关注。

二、问题呈现

（1）婴幼儿在不同年龄阶段的社交行为表现是什么？

（2）如何支持、激发婴幼儿的积极社交互动？

三、问题解决

问题1：婴幼儿在不同年龄阶段的社交行为表现是什么？

婴幼儿在不同年龄阶段的社交行为表现见表2-4-8。

表2-4-8　婴幼儿在不同年龄阶段的社交行为表现

年龄阶段	社交行为表现
0~8个月	对生活中的重要人物形成依恋感。 在安全的世界中建立信任和对探索的兴趣。 喜欢被抱着和被搂着，喜欢和大人一起玩。 识别熟悉的声音。 模仿声音和姿势。 发出咕咕声和其他表示满足的声音。 对周围的人表现出兴趣。 转头寻找熟悉的声音。 通过哭泣、注视、微笑和用手指来表达需求和欲望。 通过操作物品来寻求关注，可能故意扔物品。 意识到自我是独立存在的。 触摸和探索其他婴幼儿的脸。 用微笑回应他人（被称为社交性微笑）；对皱眉做出不同的反应，向熟悉的婴幼儿微笑，接近或触摸他们。 和成人玩躲猫猫的游戏。 观看其他婴幼儿玩游戏，可能会努力伸手去够或拿取玩具。 沉浸在单独游戏中，独自探索玩具，和成人一起玩。 对别人说的"不"做出回应
9~17个月	向熟悉的成人寻求支持。 与家人分离时会感到不安。 有陌生人在场时，会靠近熟悉的成人（害怕不相识的人）。 抓住熟悉成人的手，带他们到自己想要或需要的东西跟前。 与成人或其他婴幼儿来回互动，如咿咿呀呀和说少许的几个词（在此年龄段末期）。 模仿对方的行为。 似乎更喜欢与某几个婴幼儿相处。 知道一些婴幼儿的名字及其个人好恶。 发出与其他婴幼儿相同的声音，或者玩追逐游戏（追着对方满房间跑或穿过隧道）。

年龄阶段	社交行为表现
9～17个月	参与"平行游戏"（在其他婴幼儿旁使用相同材料）。 可能会通过哭泣、踢打或躺在地上要赖来反抗成人的要求。 听到自己的名字时，会抬头微笑来回应
18～36个月	在不同情况下，与熟悉的成人进行友好、积极的互动。 能更自在地与陌生人相处。 在感到疲倦、紧张或沮丧时，依赖熟悉的成人提供帮助。 遇到陌生人时，找熟悉的成人寻求安慰。 遇到困难时寻求帮助。 向其他幼儿发起游戏和对话邀请。 回应其他幼儿的游戏或对话邀请。 对特定玩伴产生偏爱，可能建立友谊。 与其他幼儿发生冲突时，可能表现出攻击行为或者寻求成人的帮助。 偶尔不愿意等待、轮流和分享。 参与平行游戏；开始和朋友一起玩（联合游戏）。 大多数时候，玩游戏时能轮流参与。 与其他幼儿一起努力去达成共同的目标，如挖洞。 意识到其他幼儿处于困境中并做出反应，如哭泣或寻求成人的帮助。 会自发地拥抱或亲吻其他幼儿，拿出玩具和他们一起玩。 喜欢玩一些简单的扮演游戏；穿道具服，模仿成人的行为，然后自导自演一些情节。 利用玩具来代表真实的东西（如把积木当成电话）

问题2：如何支持、激发婴幼儿的积极社交互动？

（1）对婴幼儿成长环境进行布置设计，促进社交发展的技巧，详见表2-4-9。

表2-4-9 对婴幼儿成长环境进行布置的技巧

区域	促进社交发展的技巧
接待/等候区	确保空间足够大，当婴幼儿可能产生分离焦虑时，营造无压力的接送过渡期。 张贴婴幼儿玩游戏的最新照片，方便家人与宝宝谈论
个人/集体游戏区	提供多套受欢迎的相同物品，让婴幼儿不用分享或轮流玩。 在墙上安装一面不易破损的镜子，让婴幼儿可以观察自己和其他人。 提供娃娃和毛绒动物，让婴幼儿可以拥抱和照顾它们。 为较大幼儿添加一些简单的娃娃护理用品（例如奶瓶）。 制作和展示与婴幼儿家人有关的书籍和海报，让婴幼儿在白天可以看到他们。 在角落里放置豆袋椅或枕头，让婴幼儿可以暂时离开集体活动休息一下

区域	促进社交发展的技巧
大运动区	提供各种大小和材质的球，供他们滚、投、踢和捡 提供低矮的骑乘玩具，供婴幼儿推拉
户外	提供几大桶水和一些大型颜料刷。 在户外播放音乐，进行运动。 提供多种节奏乐器。 让婴幼儿接触大自然中景物、声音和气味。可以把他们抱起来观察树木，抓握树叶，看到不同的颜色。摇动树枝，向他们展示叶子是如何晃动的

（2）鼓励婴幼儿玩游戏，让他们在游戏中促进社交能力发展。

①允许婴幼儿有无目的、随机的行为，这是婴幼儿在观察周围的人和事。

②允许婴幼儿独自游戏、观看游戏、平行游戏，鼓励3岁的幼儿玩合作、联合游戏。

③构建丰富的娃娃区。

④保持婴幼儿和老师之间良好的依恋关系。

⑤帮助婴幼儿建立友谊。

单元六 满足婴幼儿个性化需求

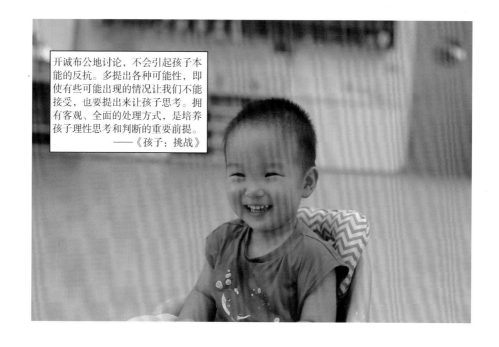

开诚布公地讨论，不会引起孩子本能的反抗。多提出各种可能性，即使有些可能出现的情况让我们不能接受，也要提出来让孩子思考。拥有客观、全面的处理方式，是培养孩子理性思考和判断的重要前提。
——《孩子：挑战》

任务一 新生入园的分离焦虑

新生入园是幼儿园一项重要的工作。当婴幼儿踏入幼儿园后，陌生的环境、陌生的人会让他们产生不安，婴幼儿对父母或照看者有着强烈的依恋感，与父母或照看者分离会使他们产生"分离焦虑"，出现情绪波动，哭闹不安，乱发脾气，或者闷闷不乐，不愿与老师、小朋友交往等现象。个别婴幼儿甚至几个月下来，情绪都难以稳定。为了让婴幼儿尽快适应集体生活，帮助婴幼儿缓解适应难是不可忽视的重要环节。

一、情境案例

2 岁的童童入托一周，每日晨间入园时，他都会紧紧抱住妈妈的脖子，不让妈妈走。老师从妈妈手中接过童童后，他还会不断挣扎，并大哭不止。童童妈妈反馈，在入园的第一周童童晚上会做噩梦，梦里还会大哭。在一日生活中，童童基本可以跟上老师的节奏，参与一日活动。

二、问题呈现

（1）面对婴幼儿入园初期的入园焦虑，教师该如何做好新生的接待和安抚工作？

（2）遇到分离焦虑的婴幼儿，如何做好家园合作工作？

三、问题解决

问题 1：面对婴幼儿入园初期的入园焦虑，教师该如何做好新生的接待和安抚工作？

（1）入园前安排家访，做好入园准备。

婴幼儿入园前一周，教师需安排家访。一方面，了解婴幼儿在家的生活状态及习惯；另一方面，与婴幼儿短暂的亲密接触可以帮助儿童熟悉教师。家访中，教师需与父母沟通入园后的细节，帮助家长了解托育园的生活。同时，建议父母可以在入园前向婴幼儿描述未来托育园的生活状态。如果婴幼儿在家庭中有携带依恋物的习惯，可以让父母在入园前准备依恋物带入园，或者携带婴幼儿熟悉的安全的玩具。

（2）入园后密切观察婴幼儿的情绪，及时与家长沟通。

入园前几周是婴幼儿焦虑最严重的时段。婴幼儿的表现形式也不一样，有的会抱住家人，大声哭闹；有的会压抑情绪，小声抽泣。教师应密切观察婴幼儿，安抚他们的情绪，可采用拥抱、转移注意力等方式缓解他们的入园不适。

问题 2：遇到分离焦虑的婴幼儿，如何做好家园合作工作？

（1）建议家长将孩子送到教师手中后，尽快离园，即便婴幼儿哭闹也坚持送孩子入园。

（2）针对月龄较小的婴幼儿，家长可以从亲子活动开始，先让婴幼儿适应托育园的环境和教师，再慢慢让其独立入园。

（3）入园第一周，可以建议家长早一点接园，逐渐延长婴幼儿的入园时间，直到最终完全适应。

（4）入园后，教师引导婴幼儿参与游戏，帮助婴幼儿尽快适应托育园的生活，与婴幼儿建立新的师幼依恋关系。

（5）理解并接纳婴幼儿的情绪，让婴幼儿明白与家人分离，想念他们是正常的，可以通过哭的方式宣泄情绪。

四、相关知识

1. 依恋关系的发展过程

依恋关系的发展大致可以分为以下 3 个阶段：

第一阶段（0~3 个月）：对人无差别反应的阶段，即婴幼儿对任何人的反应几乎都一样。他们喜欢注视人的脸，喜爱所有的人，听到人的声音会微笑，还会咿咿呀呀地"对话"。

第二阶段（3~6 个月）：对人有选择性反应的阶段，即熟悉的人（尤其是妈妈）和陌生人有不同的反应。面对熟悉的人，婴幼儿会微笑、啼哭和咿呀说话。面对陌生人，反应没有那么明显，但也会有反应。

第三阶段（6~36 个月）：积极寻求与主要代养者亲近的阶段，即婴幼儿开始形成较为固定的依恋对象。当依恋对象在他身边时，能安心地玩耍、探索周围的环境。当依恋对象离开时，婴幼儿会哭闹，不让其离开，无心玩耍；当依恋对象回来时，又会十分高兴。

任务二　观察特殊需要的婴幼儿分析行为，设计早期教育干预方案

一、情境案例

情境 1

上午 10 点，班里正开展音乐活动，小朋友们跟着老师快乐地跳着舞蹈。娜娜站在那里没有做一点动作。

张老师说："娜娜来！抬抬小手！"娜娜就抬抬小手。

张老师和她一起转转圈，她转个圈就停止了，脸上也没有表情，就一直安静地站在那里。

情境 2

活动室里，孩子们兴致勃勃地在各活动区里玩着游戏，奇奇两只手抱着一只毛绒小狗在活动室中四处游荡。

奇奇对小狗有着特别的喜爱，入园的时候，外婆曾说，小狗是奇奇的最爱。在家里奇奇的玩具小狗可以排成长队。因此，在园区的玩具中，毛绒小狗常是奇奇的首选，不管做什么事情奇奇都抱着小狗，而且做什么事情都喜欢跟着老师，不愿意跟其他小朋友沟通。

二、问题呈现

（1）怎样为特殊需要婴幼儿提供帮助与引导？

（2）什么样的观察最有效？

三、解决问题

问题 1：怎样为特殊需要婴幼儿提供帮助与引导？

（1）最重要的事情是先了解特殊需要婴幼儿的成长环境与成长过程。生物学因素、父母及

家庭因素、教育因素、社会环境因素等是几个重要的因素，每个婴幼儿的原因问题都不同。

（2）反馈在托育园里观察到的情况，建议家庭根据婴幼儿情况寻找更多专业支持。

（3）寻找婴幼儿的兴趣与长处所在，帮助婴幼儿树立自信。

（4）营造良好的班级心理环境，帮助婴幼儿纠偏。

（5）教师端正心态，面对婴幼儿具有特殊问题行为时，更具耐心、细心、平衡心去看待，去理解包容婴幼儿，由于每个婴幼儿的发育水平、能力都不相同，差异巨大，因此要因材施教，尊重每一位婴幼儿。

问题2：什么样的观察最有效？

教师通常在园所的一日生活的自然环境中观察婴幼儿，可以借助于记录表与叙事法来收集信息。

在日常生活的场景中，将所选择的观察对象表现出来的行为问题加以真实记录，如婴幼儿的动作、语言、情绪等。在实际工作中，教师应摒弃对婴幼儿的主观猜想，从而获得真实、具体的信息。

1. 个案观察记录表（见表2-4-10）

表2-4-10　婴幼儿个案观察记录表

班级		日期		填表人	
时间				观察对象	
观察行为					
指导策略					
效果					

（说明：表2-4-10中的"时间"是指教师对个别婴幼儿的观察出现在日常活动中哪个具体环节，如游戏、户外运动等。）

使用该记录表，能使教师在真实记录的基础上，及时运用自己的指导策略，并在观察指导后能及时反馈效果，对指导策略做肯定或再度调整策略。

2. 叙事法

叙事法是指对个别婴幼儿在日常活动中一个实际情境的描述，是来自婴幼儿的真实故事。教师对个别婴幼儿外显的行为表现，如动作、表情、语言、行为方式等进行观察，随后再翔实、客观地把观察结果记录下来。

四、相关知识

1. 特殊需要的儿童

特殊需要的儿童是指个体差异而有各种不同的特殊教育需求的儿童。

2. 特殊儿童早期干预领域

通过儿童心理发生和发展规律的研究，发现在发展的各个领域（如感觉、知觉、语言、注意、记忆、思维、情感和意志、个性、社会性等）都会有一些儿童遇到问题，而在特殊儿童群体中，除以上心理发展领域外，他们的实际生活训练也应引起研究者们的广泛关注。

任务三 如何回应"没有明显行为表现"的探索意愿

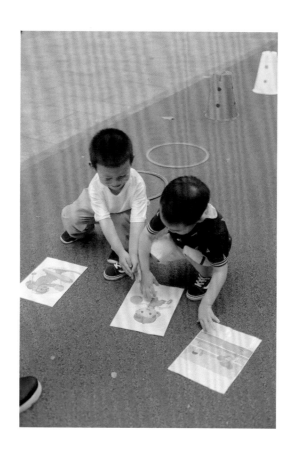

一、情境案例

乖乖小朋友性格比较安静，不太主动和老师以及小朋友沟通。某个语言活动中有一个游戏环节，小朋友需要拿着球，跳圈圈和走平衡木到达终点，读出终点图片上内容的单词。当老师问哪位小朋友想要上来做游戏时，乖乖没有举手，也没有说话，但是很开心地看着其他小朋友主动举手并参加活动。

二、问题呈现

如何回应婴幼儿这种"没有明显行为表现"的探索意愿？

三、问题解决

1. 创设共同活动、共同体验的环境

可以通过提供必要的玩具、游戏材料、空间与时间，让婴幼儿与同伴游戏交往，鼓励他们参与社会及幼儿园组织的各种类型的丰富多彩的集体活动，可以利用节日游园、郊游踏青、参观游览等机会，有意识地安排婴幼儿与集体频繁接触，促进婴幼儿对集体活动的认识与了解，提高婴幼儿参与的热情和积极性。

2. 肯定婴幼儿在集体活动中的点滴进步和突出表现

如："乖乖在今天的活动中帮助了响响，我们要向他学习。""乖乖你今天表演真棒！""乖乖，今天表现得有进步，下次活动肯定更好。"类似这样的鼓励性语言是婴幼儿参加集知动的无形动力。所以，我们不要放掉任何一个表扬、鼓励的机会，激发婴幼儿参与活动的积极性。

3. 教师需要面带微笑，带着亲和力平等地与婴幼儿沟通交流

教师需要面带微笑，带着亲和力平等地与孩子沟通交流，从而减少婴幼儿的恐惧心理，舒缓他的紧张情绪。哪怕孩子拒绝参与活动也能微笑着尊重婴幼儿的意愿，给予足够的耐心，切勿板起脸严厉对待婴幼儿，那只会让婴幼儿更加恐惧从而增强抵触心理。

4. 教师尽量多地给予婴幼儿一些动作引导

教师尽量多地给予婴幼儿一些动作引导，如牵着婴幼儿的手靠近游戏场地、摸摸婴幼儿的头询问参与意愿、一手搂着婴幼儿，一手拿玩教具向孩子介绍等，这些肢体动作能够增加婴幼儿对环境、教师的信任感与安全感，从而激发他们参与活动的意愿。

四、相关知识

（一）教师回应幼儿方面存在的问题

1. 简单重复

即教师对幼儿的回应只是对幼儿回答的简单重复，没有自己的主见，来时没有对教材进行充分解读，没有充分分析幼儿当前的已有经验，未能充分估计幼儿能力的变化、感兴趣的话题及可能出现的话语，所以在回应上只能对幼儿的表现进行简单重复。

2. 一味表扬

教师对幼儿的回答只是用"棒棒棒，你真棒"等话语一味地表扬，当教师经验不足，不能及时抓住幼儿有价值的话语进行回应时，第一反应就是对幼儿进行表扬、鼓励，反正采取正面教育总不会错，因此表现出回应策略不够丰富。

3. 忽视回应

当对于幼儿的回答不切合教师的需要或教师的预料时，教师没有办法回应，也就是说，教师较多关注自己的各种教育行为、意图的实现与否，较少顾及婴幼儿的情感表达。

（二）师幼互动策略

1. 激励式互动策略

教师为激发幼儿的活动兴趣、鼓励幼儿持续性活动而与幼儿进行互动。

2. 追随式互动策略

教师在与婴幼儿的积极互动中减少和避免直接的要求或指令，以平等宽容的心态追随婴幼儿，在观察分析幼儿的基础上与之展开有效的互动，进而促进婴幼儿的自主发展、主动学习。

3. 挑战式互动策略

在互动中，教师捕捉恰当的教育时机，在"质疑"的基础上给婴幼儿一个具有"挑战性的平台"，进一步推动婴幼儿的问题解决与思维发展。

任务四 对体弱儿特殊需求类型的判定和分析

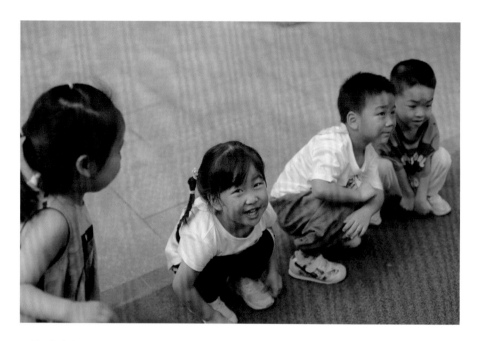

一、情境案例

情境 1

轩轩是个比较内向的男孩子，他比较瘦小，体检医生检查出他营养不良、生长迟缓，属于体弱儿。知道这个情况后，教师们更加关注孩子的饮食状况、习惯等，从调整饮食结构开始，全面、均衡地将各种食物科学、合理搭配，即荤素搭配、粗（谷）细粮搭配，每餐后增加水果，再结合四季气候特点，选用适合幼儿体质需要的食物来调理、增强体质。在合理的营养基础上结合保育工作，让他吃好、睡好、运动好、心情好。同时，与家长沟通，做到家园一致。在合理饮食的作用下，促使轩轩体内形成良性的循环，便于食物的消化和各类营养素的吸收。

事实证明，以上综合措施是有效的。除了饮食，户外活动对体弱儿来说十分重要。适当的体育锻炼对体弱儿有促进代谢、增进食欲增强抵抗力的作用，每天都应该保证 1~2 小时户外活动。

情境 2

伊伊是刚入园的小妹妹，入园体检的结果是严重的体弱儿，细胳膊细腿的，像根弱小的豆芽。伊伊吃饭时嘴巴好像张不开，每口只能吃进去几粒饭而已，刚刚入园几天，每餐几乎只吃 2 勺左右的饭。在午餐时如果教师多看她几眼，或者听到"把饭菜吃完"之类的话，就会惹得她大哭不止。有时教师喂的饭她吃不下了，就会直接吐到餐盘里，一把鼻涕一把眼泪。看见稍微硬一点的食物，她就会哭叫："我嘴巴小，吃不下，咬不动。"甚至有的饼干她也会认为咬不动，喝牛奶时也经常呕吐，不过她喜欢吃八宝粥，这种食物每次都能吃完。

教师了解了一下她在家的进餐情况，发现和在幼儿园差不多。早上要是没有吃饭，带来的早点也吃不完，夜晚入睡前再吃一碗米糊。教师发现她的喉咙特别细，吃得也比同龄的孩子精细很多。

二、问题呈现

（1）如何对体弱儿开展膳食营养管理？

（2）园所的具体管理要求是什么？

三、解决问题

问题1：如何对体弱儿开展膳食营养管理？

1. 了解幼儿在家的饮食情况

在开学前的入园适应期，应向家长们了解在家的饮食情况，特别注意一些体弱儿在家的饮食习惯及家长是如何引导其进餐的：喜欢吃什么，不喜欢吃什么，缺乏哪些营养，有无过敏食物等。在了解体弱儿饮食的基础上，才能准备制定处幼儿园的一日营养餐点，改善他们的饮食。

2. 第一阶段——情绪稳定阶段

在开学初的第一阶段，我们的教育重点应该是稳定体弱儿的午餐情绪，引导其和幼儿园小朋友一起进餐，从而帮助体弱儿提前用餐。教师用亲切、商量的口吻与其交谈，和他说说今天吃的是什么菜，有什么营养，鼓励他试试看。并将他安排在他喜欢的好朋友身旁进餐，使他觉得有安全感。

3. 第二阶段——培养正确饮食习惯

当他们的情绪渐渐稳定后，我们在第二阶段中的教育重点就要放在帮助其养成正确饮食习惯上。这需要持之以恒地引导和家长的密切配合。如引导他们学习正确使用小勺的方法，吃一口菜再吃一口饭吃，细嚼慢咽等。

4. 第三阶段——纠正不良饮食习惯

第三阶段就是有重点地改正体弱儿的不良饮食习惯，如挑食、偏食、吃饭时讲话等。可以通过榜样影响法，鼓励激励等教育方式，对食欲不佳的体弱儿耐心对待，针对实际，正面教育，保证他们吃饱、吃好。这样体弱儿不仅能得到足够的营养使其生长发育，而且能增强身体的抵抗力，逐步改掉不良的饮食偏好，养成良好的饮食习惯。

问题2：园所的具体管理要求是什么？

（1）建立专门档案：应建立体弱儿保健管理卡（册），内容包括姓名、性别、出生年月、家长电话号码、家庭住址、体弱原因、治疗情况、随访记录（每月检查一次）。

（2）制定方案：根据体弱原因制定管理方案，进行检查与治疗，指导喂养、护理、防病知识和方法。

（3）实施方案：制定针对性饮食方案与体育锻炼标准等。

（4）结案处理：体弱儿恢复正常后，及时结案，进行个案小结，转入正常儿童保健管理。

四、相关知识

1. 体弱儿筛查

体弱儿筛查是儿童保健工作中的重要环节，对体弱儿的矫治直接影响到孩子的未来。

开设儿童保健门诊的医疗保健机构一般都设独立的体弱儿门诊接诊室，诊室面积不小于 10 平方米，配置检查床及必要的儿保检查用具及设备（参照国家儿童保健规范门诊标准要求配备，如儿童专用体检秤、皮尺、听诊器等）。该项工作必须由具有中级职称以上的儿保医生负责。

2. 常见的体弱儿

早产儿、出生低体重儿、活动期佝偻病、中重度贫血、中重度营养不良（低体重、消瘦、生长迟缓）、反复呼吸道感染、哮喘（医院明确诊断）肥胖、先天性缺陷、器质性疾病（先心病、唇腭裂、先天性甲状腺功能低下、苯丙酮尿症等）、神经发育迟缓等。

任务五　肥胖婴幼儿的指标解读和指导

一、情境呈现

又到了托育园每月一次的量量日，李老师给 32 个月小男孩灿灿测得身高 101 cm，体重 21 kg。李老师感觉灿灿有些偏胖，所以及时与家长沟通，让他们注意灿灿的饮食问题。

二、问题呈现

（1）婴幼儿肥胖的标准是什么？

（2）婴幼儿肥胖的原因及危害是什么？如何指导肥胖儿减重？

三、问题解决

问题 1：婴幼儿肥胖的标准是什么？

1. 肥胖儿的指标解读

婴幼儿肥胖是根据不同的身高、相应的体重作为标准进行判断的。一般身高体重在超过中位数的一个标准差（+1SD）可诊断为肥胖的临界值，超过两个标准差（+2SD），可诊断为轻度肥胖，超过 3 个标准差（+3SD）以上可诊断为中度肥胖，超过 50% 的是重度肥胖。详见表 2-4-11 和表 2-4-12。

表 2-4-11　7 岁以下男童体重标准　　　　　　　　单位：kg

年龄	月龄	-3SD	-2SD	-1SD	中位数	+1SD	+2SD	+3SD
出生	0	2.26	2.58	2.93	3.32	3.73	4.18	4.66
1 岁	1	3.09	3.52	3.99	4.51	5.07	5.67	6.33
	2	3.94	4.47	5.05	5.68	6.38	7.14	7.97
	3	4.69	5.29	5.97	6.70	7.51	8.40	9.37
	4	5.25	5.91	6.64	7.45	8.34	9.32	10.39
	5	5.66	6.36	7.14	8.00	8.95	9.99	11.15
	6	5.97	6.70	7.51	8.41	9.41	10.50	11.72
	7	6.24	6.99	7.83	8.76	9.79	10.93	12.20
	8	6.46	7.23	8.09	9.05	10.11	11.29	12.60
	9	6.67	7.46	8.35	9.33	10.42	11.64	12.99
	10	6.86	7.67	8.58	9.58	10.71	11.95	13.34
	11	7.04	7.87	8.80	9.83	10.98	12.26	13.68
	12	7.21	8.06	9.00	10.05	11.23	12.54	14.00
2 岁	15	7.68	8.57	9.57	10.68	11.93	13.32	14.88
	18	8.13	9.07	10.12	11.29	12.61	14.09	15.75
	21	8.61	9.59	10.69	11.93	13.33	14.90	16.66
	24	9.06	10.09	11.24	12.54	14.01	15.67	17.54
3 岁	27	9.47	10.54	11.75	13.11	14.64	16.38	18.36
	30	9.86	10.97	12.22	13.64	15.24	17.06	19.13
	33	10.24	11.39	12.68	14.15	15.82	17.72	19.89
	36	10.61	11.79	13.13	14.65	16.39	18.37	20.64
4 岁	39	10.97	12.19	13.57	15.15	16.95	19.02	21.39
	42	11.31	12.57	14.00	15.63	17.50	19.65	22.13
	45	11.66	12.96	14.44	16.13	18.07	20.32	22.91
	48	12.01	13.35	14.88	16.64	18.67	21.01	23.73

年龄	月龄	−3SD	−2SD	−1SD	中位数	+1SD	+2SD	+3SD
5岁	51	12.37	13.76	15.35	17.18	19.30	21.76	24.63
	54	12.74	14.18	15.84	17.75	19.98	22.57	25.61
	57	13.12	14.61	16.34	18.35	20.69	23.43	26.68
	60	13.50	15.06	16.87	18.98	21.46	24.38	27.85
6岁	63	13.86	15.48	17.38	19.60	22.21	25.32	29.04
	66	14.18	15.87	17.85	20.18	22.94	26.24	30.22
	69	14.48	16.24	18.31	20.75	23.66	27.17	31.43
	72	14.74	16.56	18.71	21.26	24.32	28.03	32.57
	75	15.01	16.90	19.14	21.82	25.06	29.01	33.89
	78	15.30	17.27	19.62	22.45	25.89	30.13	35.41
	81	15.66	17.73	20.22	23.24	26.95	31.56	37.39

表 2-4-12　7岁以下女童体重标准值　　　　　　　　单位：kg

年龄	月龄	−3SD	−2SD	−1SD	中位数	+1SD	+2SD	+3SD
出生	0	2.26	2.54	2.85	3.21	3.63	4.10	4.65
1岁	1	2.98	3.33	3.74	4.20	4.74	5.35	6.05
	2	3.72	4.15	4.65	5.21	5.86	6.60	7.46
	3	4.40	4.90	5.47	6.13	6.87	7.73	8.71
	4	4.93	5.48	6.11	6.83	7.65	8.59	9.66
	5	5.33	5.92	6.59	7.36	8.23	9.23	10.38
	6	5.64	6.26	6.96	7.77	8.68	9.73	10.93
	7	5.90	6.55	7.28	8.11	9.06	10.15	11.40
	8	6.13	6.79	7.55	8.41	9.39	10.51	11.80
	9	6.34	7.03	7.81	8.69	9.70	10.86	12.18
	10	6.53	7.23	8.03	8.94	9.98	11.16	12.52
	11	6.71	7.43	8.25	9.18	10.24	11.46	12.85
	12	6.87	7.61	8.45	9.40	10.48	11.73	13.15
2岁	15	7.34	8.12	9.01	10.02	11.18	12.50	14.02
	18	7.79	8.63	9.57	10.65	11.88	13.29	14.90
	21	8.26	9.15	10.15	11.30	12.61	14.12	15.85
	24	8.70	9.64	10.70	11.92	13.31	14.92	16.77

年龄	月龄	-3SD	-2SD	-1SD	中位数	+1SD	+2SD	+3SD
3岁	27	9.10	10.09	11.21	12.50	13.97	15.67	17.63
	30	9.48	10.52	11.70	13.05	14.60	16.39	18.47
	33	9.86	10.94	12.18	13.59	15.22	17.11	19.29
	36	10.23	11.36	12.65	14.13	15.83	17.81	20.10
4岁	39	10.60	11.77	13.11	14.65	16.43	18.50	20.90
	42	10.95	12.16	13.55	15.16	17.01	19.17	21.69
	45	11.29	12.55	14.00	15.67	17.60	19.85	22.49
	48	11.62	12.93	14.44	16.17	18.19	20.54	23.30
5岁	51	11.96	13.32	14.88	16.69	18.79	21.25	24.14
	54	12.30	13.71	15.33	17.22	19.42	22.00	25.04
	57	12.62	14.08	15.78	17.75	20.05	22.75	25.96
	60	12.93	14.44	16.20	18.26	20.66	23.50	26.87
6岁	63	13.23	14.80	16.64	18.78	21.30	24.28	27.84
	66	13.54	15.18	17.09	19.33	21.98	25.12	28.89
	69	13.84	15.54	17.53	19.88	22.65	25.96	29.95
	72	14.11	15.87	17.94	20.37	23.27	26.74	30.94
	75	14.38	16.21	18.35	20.89	23.92	27.57	32.00
	78	14.66	16.55	18.78	21.44	24.61	28.46	33.14
	81	14.96	16.92	19.25	22.03	25.37	29.42	34.40

以上年龄别体重是相对于某一年龄来说应有的体重，用体重作为判定标准时，还要考虑身高和体型。处于同一年龄的婴幼儿，身高偏高婴幼儿的体重比偏矮的婴幼儿要重，因此，需要同时采用身高别体重这一指标（见图2-4-4）。

问题2：婴幼儿肥胖的原因及危害是什么？如何指导肥胖儿减重？

1. 肥胖儿的原因及危害分析

（1）原因：妈妈孕期体重影响、过度喂养、运动过少。

（2）危害分析。

①肥胖会导致宝宝发育迟缓，尤其是影响宝宝大运动发展。

性别	男童			女童		
身长	-2SD	中位数	+2SD	-2SD	中位数	+2SD
49.0	2.5	3.1	4.2	2.6	3.3	4.0
49.5	2.5	3.2	4.3	2.6	3.4	4.1
50.0	2.5	3.3	4.4	2.6	3.4	4.2
50.5	2.6	3.4	4.5	2.7	3.5	4.3
51.0	2.6	3.5	4.6	2.7	3.5	4.4
51.5	2.7	3.6	4.7	2.8	3.6	4.5
52.0	2.8	3.7	4.8	2.8	3.7	4.7
52.5	2.8	3.8	4.9	2.9	3.8	4.8
53.0	2.9	3.9	5.0	3.0	3.9	4.9
53.5	3.0	4.0	5.2	3.1	4.0	5.0
54.0	3.1	4.1	5.3	3.1	4.1	5.2
54.5	3.2	4.2	5.4	3.2	4.2	5.3
55.0	3.3	4.3	5.6	3.3	4.3	5.5
55.5	3.3	4.5	5.7	3.4	4.4	5.6
56.0	3.5	4.6	5.9	3.5	4.5	5.7
56.5	3.6	4.7	6.0	3.6	4.6	5.9
57.0	3.7	4.8	6.1	3.7	4.8	6.0
57.5	3.8	5.0	6.3	3.8	4.9	6.2
58.0	3.9	5.1	6.4	3.9	5.0	6.3
58.5	4.0	5.2	6.6	4.0	5.1	6.5
59.0	4.1	5.4	6.7	4.1	5.3	6.6
59.5	4.2	5.5	6.9	4.2	5.4	6.8
60.0	4.4	5.7	7.1	4.3	5.5	6.9
60.5	4.5	5.8	7.2	4.4	5.7	7.1
61.0	4.6	5.9	7.4	4.6	5.8	7.2
61.5	4.8	6.1	7.5	4.7	6.0	7.4
62.0	4.9	6.2	7.7	4.8	6.1	7.5
62.5	5.0	6.4	7.8	4.9	6.2	7.7
63.0	5.2	6.5	8.0	5.0	6.4	7.8
63.5	5.3	6.7	8.2	5.2	6.5	8.0
64.0	5.4	6.8	8.3	5.3	6.7	8.1
64.5	5.6	7.0	8.5	5.4	6.8	8.3
65.0	5.7	7.1	8.7	5.5	7.0	8.4
65.5	5.8	7.3	8.8	5.7	7.1	8.6
66.0	6.0	7.4	9.0	5.8	7.3	8.7
66.5	6.1	7.6	9.1	5.9	7.4	8.9
67.0	6.2	7.7	9.3	6.0	7.5	9.0
67.5	6.3	7.8	9.5	6.2	7.7	9.2
68.0	6.5	8.0	9.6	6.3	7.8	9.3
68.5	6.6	8.1	9.8	6.4	8.0	9.5
69.0	6.8	8.3	9.9	6.5	8.1	9.6
69.5	6.9	8.4	10.1	6.7	8.2	9.8
70.0	7.0	8.5	10.2	6.8	8.4	9.9
70.5	7.2	8.7	10.4	6.9	8.5	10.1
71.0	7.3	8.8	10.5	7.0	8.6	10.2
71.5	7.4	8.9	10.7	7.1	8.8	10.3
72.0	7.5	9.1	10.8	7.2	8.9	10.5
72.5	7.7	9.2	11.0	7.4	9.0	10.6
73.0	7.8	9.3	11.1	7.5	9.1	10.7
73.5	7.9	9.5	11.2	7.6	9.3	10.8
74.0	8.0	9.6	11.4	7.7	9.4	11.0
74.5	8.1	9.7	11.5	7.8	9.5	11.1
75.0	8.2	9.8	11.6	7.9	9.6	11.2
75.5	8.3	9.9	11.8	8.0	9.7	11.3

身长	-2SD	中位数	+2SD	-2SD	中位数	+2SD
76.0	8.4	10.0	11.9	8.1	9.8	11.4
76.5	8.5	10.2	12.0	8.2	9.9	11.6
77.0	8.6	10.3	12.1	8.3	10.0	11.7
77.5	8.7	10.4	12.3	8.4	10.1	11.8
78.0	8.8	10.5	12.4	8.5	10.2	11.9
78.5	8.9	10.6	12.5	8.6	10.3	12.0
79.0	9.0	10.7	12.6	8.7	10.4	12.1
79.5	9.1	10.8	12.7	8.7	10.5	12.2
80.0	9.2	10.9	12.9	8.8	10.6	12.3
80.5	9.3	11.0	13.0	8.9	10.7	12.4
81.0	9.4	11.1	13.1	9.0	10.8	12.6
81.5	9.5	11.2	13.2	9.1	10.9	12.7
82.0	9.6	11.3	13.4	9.2	11.0	12.8
82.5	9.6	11.4	13.4	9.3	11.1	12.9
83.0	9.7	11.5	13.5	9.4	11.2	13.0
83.5	9.8	11.6	13.7	9.5	11.3	13.1
84.0	9.9	11.7	13.8	9.6	11.4	13.2
84.5	10.0	11.8	13.9	9.7	11.5	13.3
85.0	10.1	11.9	14.0	9.7	11.6	13.4
85.5	10.2	12.0	14.1	9.8	11.7	13.5
86.0	10.3	12.1	14.3	9.9	11.8	13.6
86.5	10.4	12.2	14.3	10.0	11.8	13.7
87.0	10.5	12.3	14.4	10.1	11.9	13.9
87.5	10.5	12.4	14.5	10.2	12.0	14.0
88.0	10.6	12.5	14.7	10.3	12.2	14.1
88.5	10.7	12.7	14.8	10.4	12.3	14.2
89.0	10.8	12.8	14.9	10.5	12.4	14.3
89.5	10.9	12.9	15.0	10.6	12.5	14.4
90.0	911.0	13.0	15.1	10.7	12.6	14.5
90.5	11.1	13.1	15.2	10.8	12.7	14.7
91.0	11.2	13.2	15.3	10.9	12.8	14.8
91.5	11.3	13.3	15.5	11.0	12.9	14.9
92.0	11.4	13.4	15.6	11.1	13.0	15.0
92.5	11.5	13.5	15.7	11.2	13.1	15.2
93.0	11.6	13.7	15.8	11.3	13.3	15.3
93.5	11.7	13.8	15.9	11.4	13.4	15.4
94.0	11.9	13.9	16.1	11.5	13.5	15.6
94.5	12.0	14.0	16.2	11.6	13.6	15.7
95.0	12.1	14.1	16.3	11.8	13.8	15.9
95.5	12.2	14.3	16.4	11.9	13.9	16.0
96.0	12.3	14.4	16.6	12.0	14.0	16.1
96.5	12.4	14.5	16.7	12.1	14.2	16.3
97.0	12.5	14.7	16.8	12.2	14.3	16.5
97.5	12.7	14.8	17.0	12.4	14.4	16.6
98.0	12.8	14.9	17.1	12.5	14.6	16.8
98.5	12.9	15.1	17.2	12.6	14.7	16.9
99.0	13.0	15.2	17.4	12.8	14.9	17.1
99.5	13.1	15.4	17.5	12.9	15.0	17.3
100.0	13.3	15.5	17.7	13.1	15.2	17.4
100.5	13.4	15.7	17.8	13.2	15.3	17.6
101.0	13.5	15.8	18.0	13.3	15.5	17.8
101.5	13.6	16.0	18.1			
102.0	13.8	16.1	18.3			
102.5	13.9	16.3	18.5			
103.0	14.0	16.5	18.6			

图 2-4-4 49~103 厘米的男女童体重参考值

②肥胖会影响骨骼发育，体重数值越高，负重也越大，宝宝每次站立、走路承受的压力也越大，这样，就有可能会影响骨骼，尤其是下肢骨骼的发育。

③肥胖会导致性早熟，肥胖和性激素之间的关系是非常密切的。不管是男宝宝还是女宝宝，肥胖儿都有可能会出现性激素水平偏高。这时候，就有可能会导致性早熟。

（4）婴幼儿肥胖还有一个远期的危害——小时候就胖的宝宝，在长大后有更高的概率患上肥胖症。

2. 肥胖儿的减重指导

（1）调整饮食结构：定时定量进餐，家庭进餐时，烹调时注意食物种类多样，荤素搭配，烹调时清淡少盐；进餐时细嚼慢咽，建立愉悦的进餐环境；减少零食和甜食、碳酸饮料的摄入。

（2）增加身体活动，针对肥胖儿运动少的行为习惯，我们在肥胖儿户外活动中，从时间、强度、活动方式上加以管理，保证肥胖儿增加活动量。同时，教师应利用上午、下午各增加一段时间让肥胖儿进行体育活动，如爬行、上下楼梯等。活动时，教师要注意观察肥胖儿面色、精神状态。

（3）放慢进食速度，观察班级肥胖儿进餐速度，对于进餐较快的肥胖儿（教师还没有给最后一个小朋友盛完饭，他的饭已经吃完了），及时调整盛饭顺序，少盛多添，让肥胖儿养成先喝汤，再慢慢吃饭的习惯。

合作共育

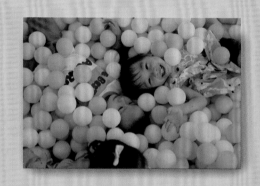

孩子对大人的态度非常敏感，因此，如果我们可怜孩子，孩子就会认为自己有自卑自怜的合理理由。

——《孩子：挑战》

家庭和托育机构是婴幼儿生活、学习的主要场所，家园共育能够促进家庭与托育机构之间的信任与融合，推动家长科学育儿水平的提高，推动托育机构保教质量的提升。"家园同心，其利断金"。因此，要积极倡导家园共育合作理念，为婴幼儿的健康成长构建全方位的科学养育环境。

　　近年来，许多年轻父母越来越注重孩子的早期教育问题。但同时，他们也认为自己目前掌握的知识是不够用的。作为一名 0～3 岁婴幼儿成长的专业从教人员，除了要为家长解决孩子离家期间的安全照护问题，更要发挥自身优势，传播科学育儿知识，对家庭养育起到辅助和补充作用。

　　家园共育不是一次性的活动，而是家庭和托育机构之间长期的协同与合作。多渠道开展家园共育活动，能够很好地展示机构背后的教育理念与服务水平，从而拉近家庭和托育机构之间的距离，更好地实现共同养育的目标。

家园全作共育两大路径：

（1）构建一个基于平等对话，有评估、有合作的沟通交流体系。

（2）积极开展以亲子活动为主的家园共育及育儿指导活动。

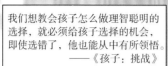

单元一　沟通交流

> 我们想教会孩子怎么做理智聪明的
> 选择，就必须给孩子选择的机会，
> 即使选错了，他也能从中有所领悟。
> ——《孩子：挑战》

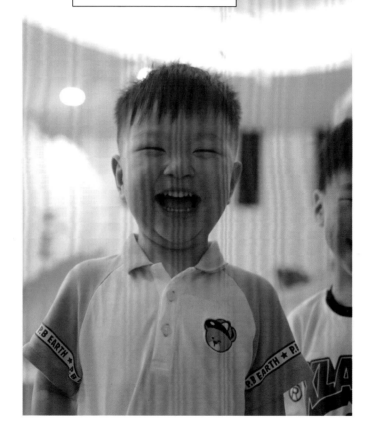

任务一　婴幼儿档案整理与解读

成长档案是婴幼儿在成长过程中的记录，它包含了婴幼儿在托幼机构生活、学习、运动、游戏等各个方面发展的详细情况。建立婴幼儿成长档案是家长、老师了解和掌握婴幼儿发展状况的重要依据，也是建立家园共育的有效载体。

一、情境案例

天天，男孩子，12 个月大的时候，李老师在自己的观察笔记中记录了以下内容：

4 月 20 日：阿姨早上送天天入园，和阿姨分开的时候，身体和手臂会朝着阿姨挣扎。

离园时阿姨来接，天天高兴地扑向阿姨；

4月25日：阿姨出门拿东西，天天看到阿姨出去，借助手臂朝着阿姨出门的方向匍匐前进；

4月30日：老师带着天天开展语言小游戏《生日快乐》，老师重复的语言中，天天看到书会伸手指一指，会尝试要翻一翻书本，一次可以翻三到四页书。

二、问题呈现

（1）婴幼儿成长档案记录什么？怎么记录？材料很多将如何整理？

（2）根据档案记录和评估数据，如何形成婴幼儿发展的阶段性评估报告，并做报告解读？

三、问题解决

问题1：婴幼儿成长档案记录什么？怎么记录？材料很多将如何整理？

婴幼儿的成长档案实际上就是在为他们提供作为一个学习者、发展者的概括图，在充分展示他们的成长历程和有关努力、进步、成就的实质性信息之外，还应该提供个人化的信息，展示每个婴幼儿的兴趣、才能、个性及独特性。每一份成长档案讲述的应该是一个儿童的独特故事。因此，婴幼儿档案的整理与解读非常重要。婴幼儿档案应包括孩子的重要发展事件的记录。

1. 记录发展轨迹

作为成长档案，最首要的目的就是能够呈现和反映发展的轨迹，所以婴幼儿重要发展事件的记录应该是成长档案最主要的内容。重大发展事件主要是选择在婴幼儿自身发展过程中，具有发展里程碑意义的大事记，比如开始抬头、开始独坐、能够爬行、能够独立行走、第一次阅读、爱上绘画等。身体动作以及技能发展的里程碑事件，是很容易用照片捕捉和呈现的，而婴幼儿认知、情感以及社会性发展上的重大轶事，很多是无法用照片来展现的。因此，这个时候就应该配合家长相关的文字记录，对于发展的细节和过程做详尽的描述。其中，婴幼儿档案中的照片记录可以分为以下几大类：

（1）孩子的发展记录。

婴幼儿的发展体现在各个领域，但是尤其对于婴儿和学步儿来说，他们的发展并不是体现在他们的作品上，而是体现在他们从事的活动中，因此，用照片记录下这些活动的过程，也就记录和反映着孩子的发展过程。教师和家长用照片记录下的孩子的发展情况主要包括身体动作的发展，能体现知识技能、情感态度、社会性等发展的轶事记录。

（2）纪念性生活事件记录。

在孩子的成长过程中，会经历很多对他们而言值得纪念的事件，这是他们今后美好的回忆和宝贵的财富。这些纪念性的事件中既有孩子对于浓浓亲情的感受，也有孩子与时代共同成长的见证，还有他们童年的一些特殊经历。

（3）各类日常活动记录。

婴幼儿的各类日常活动是家长们拍摄最多，也是他们最善于捕捉和记录的，比如到公园玩耍、到游乐场嬉戏、参观动物园、海洋馆、到超市购物等。这些活动的记录展现的是婴幼儿丰富多彩的体验和生活；都可以放入婴幼儿成长记录档案袋中，婴幼儿档案不仅包括幼儿在幼儿园内的生活，还应包括家庭中的活动记录。

（4）重要带养人活动记录。

成长档案中照片的记录内容，不应只是婴幼儿，还应该包括对其成长产生重要影响的带养人。带养人也是婴幼儿成长环境当中的重要组成部分，婴幼儿的早期生活是和主要带养人交织在一起的，他们在孩子的成长阶段扮演怎样的角色，他们通过何种方式影响婴幼儿的成长，这些都应该在成长档案中有所体现。这样的一份婴幼儿成长档案才更能真实地展示和反应成长，也更具珍藏意义和价值。

2. 分类整理、妥善保管

（1）按类别归档。

对于婴幼儿档案的整理，需要注意的是，刚收集到的成长记录是零散无序的，不便于保管和利用，必须要分门别类，经过系统整理并配备查找目录，才能成为真正意义上的成长档案。婴幼儿成长档案的分类整理没有统一模式和标准，通常可按照成长记录的内容、时间、形式等特征进行分类，同一类别档案按照时间顺序排列整理。在成长记录较多的情况下，也可选取其中两项结合使用，如时间-内容分类法、形式-内容分类法等。具体分类方法，可根据每个孩子成长记录的内容、数量及家长个人喜好自由选择，遵循"多则细分，少则粗分"的基本原则，符合逻辑自成体系即可。但要注意，分类方案一旦确定下来，不要随意更改，以免造成混乱，不便于查找和利用。

（2）分材质保管。

婴幼儿档案的安全保管是有效利用的保障。不同载体类型的成长档案保管方式不同，要选择合适的装具分别保存。

纸质档案可视数量多寡购买档案盒、文件盒或档案袋分类存放，纸质照片用相册或照片档案册存放，电子照片和音频、视频档案转存入移动硬盘并定期刻录光盘保存，上述几种类型的档案都可放入带门的书柜保管。不方便放入书柜的档案（如婴幼儿时期的小衣服、小玩具等纪念性实物及尺寸较大的绘画作品、形状不规则的手工作品）可放入合适尺寸的密封收纳盒妥善保管。同时，要注意采取防水、防光、防高温、防潮、防尘、防虫等措施防止档案损坏，如存放档案的书柜要尽量选择通风、阴凉的房间，放置在与窗户垂直的墙面，避免阳光直射。另外，对电子照片、视频等数量庞大的电子文件要做好备份，保存为一式三份，分别存放在电脑硬盘、移动硬盘和光盘中，平时利用以电脑硬盘为主，比较重要或利用率较高的纸质档案可拍照留存转化为电子文件，方便查找和利用。

问题 2：根据档案记录和评估数据，如何形成婴幼儿发展的阶段性评估报告，并做报告解读？

老师记录的内容分别指向于：情绪发展（分离焦虑）、大肌肉运动、语言认知及精细动作发展，可以用表 2-5-1 进行评估。表 2-5-2 为《天天的发展评估报告》。

表 2-5-1　婴幼儿发展阶段性评估表

月龄	领域	观察指标	一级发展指标	二级发展指标	三级发展指标
0~6	大运动	俯卧时，将上身用手肘撑起	未达标	达标	优秀
	小运动	追踪环绕物体	未达标	达标	优秀
	语言认知	会发出轻声细语，重复发出元音	未达标	达标	优秀
	情绪情感	认出父母	未达标	达标	优秀
7~11	大运动	会爬 能扶站 独立行走	未达标	达标	优秀
	小运动	喜欢伸手取物 拿起更小的物品 用 2~3 根手指抓起一个东西	未达标	达标	优秀
	情绪情感	当照顾者不在身边时会紧张 分离焦虑 对陌生人感到紧张 对呼唤名字有反应	未达标	达标	优秀
	语言认知	能发出 bama 音，开始模仿大人的声音 可以正确地叫出爸爸妈妈 点头或摇头表示要或不要	未达标	达标	优秀
12~18	大运动	跑步 会扔玩具 爬上大人的椅子 踢球	未达标	达标	优秀
	小运动	自主绘画 一次可以翻 2~3 页书 能模仿画直线 能用双手撕纸	未达标	达标	优秀
	语言认知	能够做出拍手挥手的动作	未达标	达标	优秀
	情绪情感	模仿家长做事情 喜欢和其他小朋友玩 逐渐能处理分离焦虑	未达标	达标	优秀
	音乐	开始应和音乐而动或者跟随音乐发声 可以通过模仿尝试唱几个音符	未达标	达标	优秀
	生活自理	把丢进容器里的东西取出来 能一手拿物品并放入小容器 能握笔并照样本画直线 能将正方形几何积木嵌入洞内	未达标	达标	优秀

月龄	领域	观察指标	一级发展指标	二级发展指标	三级发展指标
19~24	大运动	上下楼梯	未达标	达标	优秀
	小运动	脱下没有鞋带的鞋子	未达标	达标	优秀
	语言认知	会模仿说出简单单词	未达标	达标	优秀
	音乐	开始应和音乐而动或者跟随音乐发声 可以通过模仿尝试唱几个音符	未达标	达标	优秀
	生活自理	可以表达上厕所需求（上厕所脱裤子， 上完厕所擦屁股和洗手） 可以坐在马桶上尿尿 可以自己刷牙	未达标	达标	优秀
24~36	精细动作	解开扣子 模仿画圆圈 会独立脱衣服	未达标	达标	优秀
	数学	从0数到5 认识简单的几何图形	未达标	达标	优秀
	音乐	可以正确模仿聆听到的音乐	未达标	达标	优秀
	绘画	可以简单地画符号，动、植物形状	未达标	达标	优秀
	生活自理	可以自己上厕所	未达标	达标	优秀

表 2-5-2　天天的发展评估报告

1. 评估对象基本情况

姓名：天天　　　性别：男　　　出生年月：2020.7

早产儿，身高和体重与同龄人相比偏小偏轻，每天2顿辅食，奶量600 mL左右，平均每天睡眠时间为14小时左右。

12月时，体检数据为身高70 cm，体重7.5 kg。

2. 主要评估内容

（1）社交情绪。

可以分辨熟人和陌生人，可以和人维持目光对视，大人说话、笑、玩躲猫猫就可以把他逗笑，兴奋时也会大叫，在社交情绪的发展达到了该月龄宝宝的能力指标。

（2）大肌肉运动。

会翻身，能自己坐稳数分钟，不会摇晃或跌倒，会匍匐前进爬行，喜欢扶物站立，但还不能独立站立。

（3）小肌肉运动。

喜欢用手抓脚放入口中，会把物品从一只手倒入另一只手，两只手可以同时各自紧握一样东西。能自己用手翻书3~4页，在小肌肉运动的发展达到了该月龄宝宝的能力指标。

（4）语言认知。

会模仿大人的声音，大人和他一起互动时天天会发出咯咯的笑声，也会发出"爸爸"和"阿姨"的音，在语言认知上达到了该月龄发展指标。

3. 解读与建议

由于身体核心力量还不足，天天还没有学会独立行走。大运动和身体发展相关，身体的发展结实了，宝宝有力量就愿意去发展大运动。天天已经长出了4颗小牙齿，后续可以多让宝贝自己抓取食物放到小嘴巴里，可以锻炼宝贝手部肌肉力量、手眼协调能力，宝宝咀嚼的能力发展了，语言能力也能有更好的发展机会。

四、相关知识

1. 发展的敏感期

儿童心理发展过程中的某个时期，相对于其他时期更容易学习某种知识和行为，心理过程的某个方面发展最为迅速，这时期即称为"敏感期"。

2. 儿童身心发展的个别差异性表现

（1）生理的差异。比如身高、体重、内脏、肌肉、机能等方面的差异。

（2）心理的差异。

①认知上的差异，包括感知觉、记忆、想象和思维。

②情绪情感和意志的差异。

③个性心理差异，比如需要、兴趣和动机的个性倾向性的差异，能力、气质和性格的差异。

任务二 家园间的沟通与交流

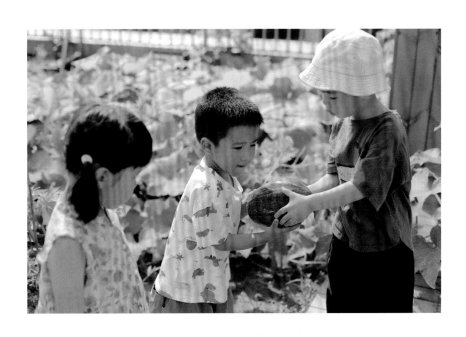

认识和观念决定着行为和效果。教师的工作宗旨是促进婴幼儿的发展，而发展是一个生态的连续的过程，不仅包括身体、智力、社会性等多方面的共同发展，还包括各种社会力量协力作用的结果。家园合力是托幼机构做好保教工作的前提。教师与家长的沟通不仅是成人之间的互动，而且是家园共育的必要手段。

一、情境案例

托育园的家长开放日很快要到了，这也是小李老师入职以来的第一个家长开放日。小李老师想在这一天展示出自己的专业性，她该做好怎样的准备工作呢？

二、问题呈现

（1）我能自信大方地与家长沟通交流吗？如何做才能很好地达到交流目的呢？

（2）家园沟通交流的互动途径有很多，采用哪些路径能确保其有效性和适宜性？

三、问题解决

问题1：我能自信大方地与家长沟通交流吗？如何做才能很好地达到交流目的呢？

面对不同行业不同性格的家长，个别教师会有一定的心理压力。不同的家长，有着不同的家庭环境和教养方式，他们已然有自己的见解和一套独立的教育模式，他们重视与教师平等的沟通。托育园教师要明确地意识到这种较大的心理反差，并对这种心理反差进行分析与反思，及时调整自己的心理状态，避免与家长沟通时思维混乱、主题不明，增强自己的主动性和自信心。

教师和家长沟通的方式一般有两种。一是个别交流，个别交流是托育园教师和家长沟通最常采取的方式，它具有灵活、自然、易于控制等优点；二是集体交流，集体交流指托育园开展的各种家园共育活动。家长参与是开放式办园思想的体现，是新时期托育发展的趋势。通过活动增进家园沟通互相学习的机会，让家长通过参与实践活动更多地了解婴幼儿入托生活，增进教师与家长的友谊，共同营造婴幼儿成长的良好环境。针对这两种交流方式，托育园教师应注意方式方法，做好与家长沟通的工作。

1. 选择合适的时机和地点进行交流

交流时机和地点的选择应根据交流内容而灵活改变。如果只是简单的日常交流，教师可以利用家长接送孩子的时间，在走廊或活动室进行交流；如果交流内容涉及婴幼儿隐私或家长不愿别人知晓的内容，教师应选择单独的房间与家长沟通；教师也可以利用节假日或其他婴幼儿都离园的较长的时间段，与家长针对婴幼儿一段时间的表现或出现的问题进行较为深入的交流。

2. 明确交流目的

婴幼儿的发展不仅是托育园办园宗旨，也是每一位家长关注的焦点。因此，教师应该主动地与家长交流婴幼儿的发展情况，让家长心里有数，针对性地对婴幼儿进行家庭教育更能有效地与托育园配合。通过短暂且有针对性的沟通，让家长了解孩子在托育园中的表现，也可以就一段时间的发展情况与家长进行深入的交流与探讨。

3. 培养家长的教育理念

教师与家长的教育观念会存在一定的差异，体现在：对婴幼儿的教育理念和日常行为管理方式的分歧；在婴幼儿成长过程中出现问题解决方式的分歧；对婴幼儿评价的分歧等。针对这种情况，教师应该在充分学习家庭教育知识的基础上，有针对性地主动与家长沟通并介绍相关情况、搭建情感桥梁、避免误会、消除顾虑，正确对待不合理的意见，争取博得家长的信任，培养家长正确的教育观念。孩子的教育是家庭、学校、社会三方共同的问题。

4. 以尊重和理解为沟通前提

托育园和家庭一样，都是教育场所。园所教育需要家长的支持，同样家庭教育也需教师的理解和帮助。家园是背景不同的两个群体，每个孩子都有自己的个性和特点，都有不同的家庭成长环境。因此，教师与家长的交流不能千篇一律，一概而论，应该根据具体的家庭情况进行有差异的、实际的交流。沟通中教师应充分肯定每个孩子的优点，讲不足之处要注意用词，顾及家长的感受，帮助家长正确对待孩子。学会换位思考，赢得家长的理解与支持，达到有效的家园共建、协同一致。

问题2：家园沟通交流的互动途径有很多，采用哪些路径能确保其有效性和适宜性？

总体上，托育园和家庭的沟通交流途径主要有家访、预约交流、圈谈、家长开放日和家长群等，目的是使托育园和家庭有机结合起来，使双方能够沟通顺畅、相互了解、密切配合，最终促进婴幼儿更好地发展。

1. 家访

家访是指托育园教师到幼儿家中上门访问，是教师与家长在幼儿家中进行的面对面的沟通。它是家园合作的重要形式之一，具有不可替代的作用。整体上，家访包括全体家访和个别家访。全体家访一般有新生家访和开学前的家访，个别家访是在遇到特殊情况时进行的，如当婴幼儿发生意外事故时，婴幼儿长期不来托育园时，婴幼儿的家庭发生重大的家庭变故时，或者婴幼儿处在处境特殊的家庭时等情况。家访的作用是通过家访来了解婴幼儿家庭的具体情况、婴幼儿成长的家庭环境以及婴幼儿家长所具有的教育观念等，同时能够解决与家访目的相关的问题。因此，根据家访进行的情况，家访后需要完成后续工作，即补做家访记录，制定有针对性的育儿方案，开展家园共育活动，从而达到家园共育的目的和作用。

2. 预约交流

预约交流，是教师可根据近阶段婴幼儿的表现情况决定交流的话题，也可在家长群中征集，根据家长感兴趣的话题进行交流。具体预约交流方案及记录，可参考家长预约交流方案（见表2-5-3）和家长预约交流记录表（见表2-5-4）。

（1）哪些情况需要进行小型家长约谈活动？

约谈活动是非常正式的一种家园交流方式，有明确的主题，为解决问题而开展，当出现下面一些情况时需要开展约谈。

①前期有其他形式的交流与沟通，但没有达到预期效果。

②牵涉家长的教育观、儿童观修正的问题。

③在处理几个婴幼儿的共同事件时，遇到比较难达成共识的情况。

④家长表达了就某件事情与园所、教师沟通的想法，经园所分析后再开展。

（2）小型家长约谈活动要做哪些准备？

①约定约谈的时间地点，尽量选择私密性较佳的场地。

②明确约谈的目的。

③罗列约谈的提纲与思路。

④设计好约谈的记录表格。

（3）如何更好地达成约谈目标？

创造一个良好的心理氛围是关键，教师面带微笑，先和家长聊一些婴幼儿在园表现较好的情况，再引入约谈主题。教师需要做到全程尊重家长，不给孩子贴标签，如果发现家长跑题了，教师应适时拉回主题以提高效率。

表 2-5-3　家长预约交流方案

活动目标

（1）能帮助家长更好地了解婴幼儿在园的情况，使家长与托育园一致，调整自己的教养方式。

（2）能促进家长工作的顺利开展，调动家长配合的积极性，从而实现家园共育的效果。

活动时间：××月××日××点

活动地点：×××

参加人员：家长人数（报名和邀请相结合）

主持人：班级教师

活动流程：

1）约谈前

（1）选择约谈话题。

教师可根据近阶段婴幼儿的表现情况决定话题，也可在家长群中征集，根据家长感兴趣的问题确定话题。

（2）鼓励家长参与。

教师根据话题有选择地邀请家长；家长根据话题主动参加。

（3）通知参加约谈人员、时间、地点。

2）约谈中

（1）主持人介绍参加约谈的家长。

（2）介绍约谈话题。

（3）根据话题，家长逐个介绍婴幼儿的表现。

（4）对话式提问解惑。

（5）主持人小结。

3）约谈后

教师经常与该话题的家长交流幼儿的情况，并进行相关记录。

4）约谈时教师注意事项

（1）约谈前，教师要充分做好约谈准备工作：确立话题，了解相关的理论知识，收集打印、准备会议记录表，定好记录人、拍照人，告知家长约谈的地点和时间，会议地点的整洁工作，根据话题准备好约谈的婴幼儿在园的情况分析等。做到准备充分，有话可说。

（2）约谈中，教师要营造宽松的气氛；避免使用专业术语；要以平等的身份与家长交谈；谈孩子缺点时要注意方式；交谈时不要谈及别的孩子。

（3）约谈后，教师要肯定约谈收获，做好约谈记录和反思、小结，做到及时自省、心有所得。

表 2-5-4　家长预约交流记录表

约谈教师		约谈时间	
约谈对象			
约谈内容			

约谈记录：

反思、小结：

3. 圈谈

圈谈，是托育园根据婴幼儿发展过程中的需要，提前预定确定圈谈的主题，然后通过一对一约谈或者一对多圈谈的形式进行家园交流。圈谈主题可参看家长圈谈内容表（见表 2-5-5）。

表 2-5-5 家长圈谈内容表

圈谈形式	圈谈内容
一对一约谈	1. 正确对待分离焦虑
一对多圈谈	2. 如何培养婴幼儿良好的进餐习惯
	3. 生病婴幼儿的护理小知识
	4. 冬季穿衣小窍门
	5. 假期如何安排婴幼儿的一日生活
	6. 春季如何预防感冒
	7. 婴幼儿被打和打人的处理方法
	8. 挑选适合婴幼儿的绘本
	9. 周末娱乐安排
	10. 正面引导的运用
	11. 遵守睡前惯例
	12. 家庭生活：帮助孩子应对分居、搬家、离婚和死亡
	13. 过敏症状的识别及应对；营养健康膳食的规划
	14. 欣赏多样性
	15. 给孩子读书/书籍选择
	16. 预防和应对压力
	17. 与婴幼儿相关的软件和应用程序、选择电子游戏
	18. 防火、安全与卫生
	19. 婴幼儿时期的学习
	20. 玩耍的价值
	21. 婴幼儿早期发展的年龄和阶段划分
	22. 婴幼儿发展各阶段的典型与非典型情况
	23. 婴幼儿玩具和玩具材料的选择
	24. 双语学习支持
	25. 如何将每天的家务和日常活动转变为学习机会；家庭亲子活动
	26. 婴幼儿过敏症状的识别及应对
	27. 支持特殊需求婴幼儿
	28. 支持有天赋的婴幼儿

4. 家长开放日

家长开放日是托育园在一定的时间内向家长开放园内外的相关活动。比如庆祝节日的活动、半日生活活动观摩、邀请家长参与亲自制作或者亲子活动等。教师需要在家长开放日之前进行充分的准备，需要根据婴幼儿的年龄特点、活动，具体的物质、人力条件和环境等进行准备。

家长开放日进行的过程中，首先，需要注意安全问题。当婴幼儿的家长来到托育园，婴幼儿难免会出现兴奋、激动等现象，教师需要在这个过程中提前规避可能存在的安全隐患。其次，鼓励家长积极参与，可适当表扬家长在开放日活动中表现出来的各种良好行为，以强化家长与教师合作的主动性、积极性、创造性。最后，当孩子情绪激动兴奋时，教师应沉着冷静，保持情绪稳定，给人亲切和蔼的感觉，积极地应对孩子的情绪失控。

5. 建立"好家长"群

"好家长"群的示范作用不容忽视，家长和托育园是影响婴幼儿身心发展的两大教育主体，这两大主体对幼儿的影响必须同向同行才能达到良好的实践效果。家长是重要的教育资源，也是教育力量，教师应想办法引领和支持家长同步教育，家园的教育水平才能共同提高。教师创造机会和条件是家长实践互动的前提条件。只有家园互动合作，才能带给婴幼儿最好的养育。

6. 开启网络交流模式

互联网背景下的家园互动形式，便利快捷。教师和家长通过网络进行有效沟通，使家长能更深入地了解托育园教育现状和对照护方法的把握，在短时间内掌握有效的养育策略。利用网络互动模式进一步健全完善保教指导体系，促进婴幼儿健康全面发展。互联网模式的家园联系区别于其他的互动方式，有着自身的特点，值得在托育园推行。

家园网络互动可以采取论坛式互动的形式，包括家长、教师发帖、热门话题讨论等。家长主帖内容主要有节日祝福、询问求助、婴幼儿表现反馈、幼儿生活照、主题内容配合、童言趣语、育儿策略分享、家长心声、渴望、焦虑、烦恼等；教师主帖则包括通知、教学计划及内容、育儿策略分享、食谱、园内互动介绍、教室环境图片、手工作品、节日祝福、邀约外出活动、感谢家长。发帖和回帖的形式可以丰富多样，文字描述和表情图标是常见的形式。通过网络论坛的形式，教师和家长的沟通更为便捷、广泛和深入，不仅有利于教师的专业成长，也对家庭教育起到了很好的促进、监督和改善作用。

7. 家长志愿者

家长志愿者是家长根据自己的职业、兴趣爱好或者生活中所擅长的方面，以志愿者的身份参与到托育园活动中的一种方式。家长志愿者可以为婴幼儿提供某项服务。例如，家长帮忙制作游戏面团，缝纫工作服或者裁剪物品；也可以起到辅助或补充托育园教学活动的作用。例如，协助教师将婴幼儿带到阅读角，带婴幼儿一起阅读或读绘本给婴幼儿听；还可以分享自己专业技能的特长，组织婴幼儿进行专题活动。例如，在植物园工作的家长可以为婴幼儿介绍关于花卉生长和栽培的课程。该项活动的开展有助于促进婴幼儿的发展，丰富婴幼儿的交往，使婴幼儿以更广阔的视野了解社会。同时，这项活动也能够让家长更加深入了解托育园，使家长亲身体验托育园教师的角色，理解幼教工作，促进家庭与托育园在教育理念、方式、方法上达成共识。该活动还能够增进亲子感情，使家长体验到自己在孩子成长过程中的重要性，以及增加家长育儿的效能感。家长志愿者活动也为祖辈、爸爸和妈妈提供了对应的展现自己育儿技能的平台，如"摩登助教""妈咪支招"和"爸比助力"。家长志愿者活动需以家长自愿为原则，具体活动实施流程如下：

（1）了解家长（工作、兴趣、爱好等）。

（2）分析家长资源特点，寻找与托育园活动的结合点。

（3）与家长联系沟通，邀请和鼓励其参与。

（4）提前制定活动安排时间表，并与家长志愿者沟通。

（5）提前与家长志愿者确认活动流程。

四、相关知识

1. 家园共同体

托育园和家庭以共同引导、促进婴幼儿的全面发展为目标，在科学儿童观、价值观指导下，选取合适的内容，运用合适的方式来开展一系列活动。在这个过程中，托育园对家庭起指导作用。

2. 家庭共育的方式

（1）直接与家长交谈或电话联系。

教师利用家长上下午接送婴幼儿的时间，抓住时机，与个别家长进行交谈。这种交流方式反馈快、见效快，便于操作。教师用亲切的口吻与家长交谈，了解他们的需要和愿望，反映孩子在幼儿园的情况，掌握他们在家的表现，针对他们的个体差异，与家长共同商讨教育对策，达到共教的好局面。

（2）家长开放日活动。

各年龄班教师根据婴幼儿特点及入园时间的长短，组织开展丰富多彩的家长开放日活动，让家长走进幼儿园，将婴幼儿的一日生活展现在家长面前，使家长近距离地感受孩子的学习和生活，让家长多角度地观察了解孩子，区分婴幼儿在家与在幼儿园的不同表现，从中发现孩子的长处与短处，及时地与教师沟通，商讨教育对策，促进教师与家长之间的双向互动。

（3）开辟家园共育栏。

各班级利用室外的墙壁，进行装饰，开辟家园联系栏、幼儿作业栏，向家长介绍本月、本周的教育目标、教育内容，向家长推荐教育文章、教育书籍，宣传卫生保健知识，展示幼儿的作品，探讨共同关心的教育问题，向家长提出家园配合的要求、配合的方式方法等内容，内容丰富多彩，其目的就是帮助和指导家长教育孩子。

（4）开办家长学校。

组织家长，开办家长学校，设立家长委员会，定期聘请有关专家给家长上课，进行幼教、家教知识讲座，散发家庭教育的有关资料对家长进行宣传，定期召开各种形式的家长会，听取家长的教育意见，针对家长的需要，解决家长的疑难，有计划、有目的地指导家长教育孩子。

（5）家教经验共享会。

组织召开"家教经验共享会"，对某一教育主题，家长之间交流共同探讨，开展育子热点咨询活动，请有经验的或具备专业知识的家长为其他家长排忧解难，促进家长之间的有效互动，实现育子经验共享的目的，这样就容易调动家长配合教育的积极性、主动性。

（6）组织多种亲子活动。

幼儿园或托育园应根据家长想多了解园所教育的愿望，多组织一些亲子活动，让家长积极参与。如家庭运动会，家长和孩子共同参与园所举办的春游、秋游活动，半日亲子游戏，全家画等，家长和孩子共同用手机拍摄一些植物、动物的图片和视频，也可以将实物等带到园中所与大家分享，让孩子们感受到家庭的亲情、父母的关爱。

单元二　育儿指导

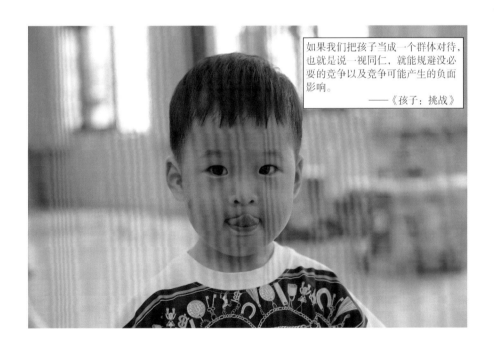

如果我们把孩子当成一个群体对待，也就是说一视同仁，就能规避没必要的竞争以及竞争可能产生的负面影响。

——《孩子：挑战》

任务一　家园亲子活动的实施

托育园和家庭以共同引导、促进婴幼儿的全面发展为目标，在科学儿童观和价值观指导下，选取合适的内容，运用合适的方式来开展一系列活动。在这个过程中，托育园对家庭起着指导作用，其中以组织和指导亲子活动为主。

亲子活动是一种以亲缘关系为基础，建构良好的亲子互动关系，实施亲情影响的有目的、有计划的教育活动。它将游戏活动作为主要教育手段，教学活动遵循婴幼儿的身心发展特点设计而成，为父母和孩子提供了共同游戏与学习的机会和条件，使父母获得恰当的先进的教育行为和教育观念，提高了家长的科学育儿水平，实现了婴幼儿学习、家长培训的指导思想，形成教师、家长与婴幼儿进行互动游戏的教学模式，这是亲子活动的最大特点。

一、情境呈现

体验新生：小葡萄　　月龄：29 个月

今天是宝宝入园体验的第一天。吃点心时，老师邀请小葡萄坐在自己身旁，并给她分了牛奶和点心。第一次来到托育园的小葡萄有些拘谨，拉着妈妈的手，不愿意吃点心。

在体验橡皮泥艺术活动的时候，小葡萄在老师的帮助下穿上了倒背衣，手里拿着老师分发的橡皮泥团，小心地揉搓着。邻桌的小朋友不小心碰到了小葡萄的画纸，小葡萄哭了起来。老师带她去海洋球池玩了一会儿，情绪才慢慢平复了。午餐时，小葡萄愿意自己吃饭，饭量正常。老师在和小葡萄妈妈沟通时了解到，小葡萄在家的时间比较多，不经常和外面的小朋友玩耍，与同伴的交往机会有限，所以在新环境和同伴接触时会十分拘谨，不知道如何跟其他小朋友玩。

二、问题呈现

（1）组织新生体验活动，安排哪些体验内容较为适宜？
（2）教师组织亲子体验活动前做哪些准备工作？
（3）亲子活动中对家长的指导目标如何定位？

三、问题解决

问题 1：组织新生体验活动，安排哪些内容体验较为适宜？

体验活动的内容一般以游戏或生活体验为主，建议将园区的特色活动区域和游戏作为体验的内容。考虑到体验婴幼儿对新环境比较陌生，建议先采用一对一的互动模式，根据他们的融入情况，逐渐引导至集体游戏，感受与同伴互动的乐趣。

问题 2：教师组织亲子体验活动前做哪些准备工作？

确定体验活动的目的和内容后，教师需对体验家庭做好前期的预告，让婴幼儿带着期待来参加体验活动。

提前与家长协商体验时间。若电话邀约，需避开家长用餐或休息的时间。

活动前一日，以文字形式再次提醒家长活动的时间、地点、交通方式和需要为婴幼儿准备的物品等。

活动当天早上，再次打电话温馨提醒，确认家长是否来园。

问题 3：亲子活动中对家长的指导目标如何定位？

亲子活动既要针对婴幼儿的发展，又要针对家长的指导，且主要目标是提升家长的育儿能力。因此，教师在亲子活动中对家长的指导应有明确的目标定位，具体如下：

1. 家长教养观念方面

（1）尊重婴幼儿，理解他们的行为。

（2）树立科学的育儿观念。例如，婴幼儿的发展有快有慢，存在很大的个体差异。

（3）对待孩子要宽容、有耐心，学会等待婴幼儿的发展。

（4）知道主要抚养人在孩子发展中发挥的重要意义。

（5）教养人应该互相协助，共同促进孩子的发展。

2. 日常教养知识方面

（1）熟悉不同年龄阶段婴幼儿身心发展规律和特点。

（2）掌握婴幼儿在感知、动作、语言、认知、社会性、情感等方面发展的过程与特点。

（3）了解婴幼儿包括饮食、睡眠、排便、打扫卫生、收拾整理等日常行为习惯的形成过程与辅助策略。

（4）了解家长自身的教养特点和孩子的行为发展特点、认知风格。

（5）了解婴幼儿常见特殊行为的原因，如咬人等。

3. 家长教养技能方面

（1）根据孩子身心发展特点提供适宜的、最佳的发展环境。

（2）根据孩子的发展需求，开展丰富的亲子活动，能进行高质量的亲子互动。

（3）积极有效地促进婴幼儿良好行为习惯的形成。

（4）会细致观察婴幼儿的各种行为表现。

（5）能有效应对婴幼儿的个别特殊行为。

（6）找到自身教养特点与婴幼儿发展的最佳契合点，从而更有效地促进双方的发展。

四、相关知识

亲子体验活动方案介绍：

（1）热身环节。音乐律动 Hello Hello，老师邀请宝宝一起跳舞，通过互动彼此熟悉。教师示范如何向他人介绍自己（例如"大家好，我是乐乐老师，很高兴认识大家"），鼓励宝宝尝试自我介绍。

（2）介绍游戏区，引导宝宝自己选择喜欢的区域进行游戏。

①运动区：鼓励宝宝尝试走平衡木，老师做好防护，并在运动中给予指导和鼓励，引导妈妈一起参与游戏环节。

②艺术区：鼓励宝宝选择自己喜欢的材料，进行涂色游戏，帮助宝宝将作品进行装饰，拍照留念，并送给宝宝，让他们带回家。

（3）体验生活环节，引导宝宝吃点心、吃水果等。

（4）与家长交流宝宝在活动中的表现，分享亲子互动的小妙招。

任务二　家庭育儿的指导活动

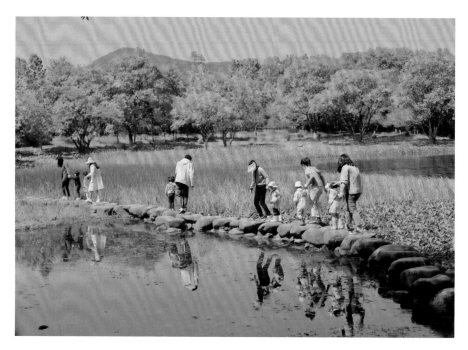

　　家庭是 3 岁以下婴幼儿成长的主要场所，家庭养育是低龄幼儿的主要养育方式。《家庭教育促进法》的落地实施标志着"依法带娃，家事变国事"的时代已然到来，托育园需要针对 3 岁以下婴幼儿身心发展特点及其家庭的特殊需求，重点围绕科学喂养、日常养育照料、制订生活规则、丰富感知经验、关注儿童需求、提供语言示范、提高安全意识、加强亲子陪伴、发挥家庭成员作用、做好入园准备等内容，因地制宜地开发 3 岁以下婴幼儿家庭教育指导手册、宣传品、音视频课程等，为家庭提供安全健康、科学规范的育儿指导。

一、情境呈现

　　奥奥，27 个月，男孩。老师热情地跟奥奥打招呼，奥奥对着老师点点头。随后在游戏的时候奥奥很想跟小朋友互动，奥奥拉着老师的手一边往游戏区走去，一边说："宝，宝。"

　　到了中午吃午饭时间了，其他小朋友已经快吃完了，奥奥的餐盘里还满满的，面对老师的询问和指示也没有反应。保育老师只好过来喂奥奥吃饭，遇到不喜欢吃的菜时，奥奥用手推开餐盘，没有说话。保育老师在一旁耐心地教导奥奥要学会自己吃饭，不能挑食。

　　这样的场景大家都已经习以为常，没想到的是奥奥在保育老师的鼓励下居然说了一声"好"，还自己动手吃了两勺饭，这可把园区的老师们高兴坏了。

　　请设计针对"语言发展滞后"的指导性家访。当遇到这种情况，开展的工作包括托育园内部以及家园联系工作，具体包括：

　　（1）相关信息汇总：汇总婴幼儿的相关信息，包括在家以及在托幼机构的各种语言发展情况表现。

（2）分析确认：教师团队讨论分析幼儿的语言发展特点，得出初步结论，确认幼儿的语言发展水平。

（3）形成指导性意见：教师团队讨论形成指导性意见，罗列步骤要点。

（4）了解家庭情况：了解家长的基本信息（包括职业、经济、身体情况等）、家长的教养方式、亲子的沟通情况等。

（5）家访实施：做好准备，列好家访提纲，提前沟通好时间、地点，在轻松的氛围下进行家访。

（6）效果的跟踪与反馈：幼儿的语言发展滞后矫治需要较长时间，教师需要长期跟踪了解幼儿的矫治效果，及时和家长沟通反馈幼儿的表现。

设计一张针对"语言发展滞后"情况的家访记录表，参见表2-5-6。

表2-5-6　家访记录表示例

园名：××幼儿园		班级：托班		
家访时间	×年×月		家访对象	××
家访教师	××，×××			
反馈婴幼儿在园言语发展情况	对比年龄发展目标，用例举的方式和家长交流，可以包括语音、语法、语用等方面			
了解婴幼儿在家庭里的言语发展情况	请家长提供婴幼儿在家里的言语发展情况。教师要事先准备好包括语音、语法、语用等方面的问题			
观察记录家长群体的言语情况	有意识地观察家长的言语情况，看婴幼儿在家庭里的言语发展环境			
与家长达成共同促进的措施	达成一些可以共同促进与支持的措施			

二、问题呈现

育儿指导的形式多样，大致可以分为哪几种类别，以及各类别的着重点在哪里？

三、问题解答

家庭育儿指导有多种形式，前文提及的沟通交流和亲子活动都属此范畴，托育园在开展此项工作时其主要形式可分为三大类别，具体如下：

1. 集体解答法

家庭教育集体解答指导活动，共性问题集体咨询，是根据家庭教育中普遍存在的问题和需要，由教师、专家组织的以活动为载体，家长参加的一种集体解答指导形式。集体性解答指导活动一般包括"家庭教育专题讲座""家长会""学校开放日活动""家庭教育经验交流会"和各种"亲子活动"等形式。

集体性指导活动的指导对象比较普遍，效率也比较高。

2. 单独解答法

家庭教育单独解答法是指有目的、有计划地直接围绕着婴幼儿成长的问题进行的和家长面对面"一对一"地沟通、指导家长家庭教育的做法。个性问题要单独解决或小范围内解决（涉及个人隐私问题、心理问题、怪僻问题、亲子关系紧张问题等），如家访，《家园联系手册》，电话联系，设立"家教咨询信箱"、"咨询室"等。

单独解答法具有较强的针对性、灵活性。

3. 个案跟踪法

家庭教育跟踪指导。有群体家庭教育跟踪指导和个案家庭教育跟踪指导。

群体家庭教育跟踪指托育园组织一个家庭教育研究组，对某个月龄段或某一类疑难问题（如婴幼儿睡眠问题、进餐问题、习惯培养、托幼衔接等）开展的在一定时间内的连续跟踪研究和指导。

教师的家庭教育指导也称个案跟踪家庭教育指导，是指教师个体针对某一个家庭中出现的家教疑难问题（如亲子关系、异常行为、发育迟缓等）在一定时间内进行的连续跟踪研究和指导。

家庭教育个案性很强，家庭和家庭之间会呈现出不同的个性差异，也会呈现出十分复杂的状况。家长的职业、价值观、道德水平、文化素养、兴趣爱好、教育能力等都会影响家庭的环境、经济状况，都会直接地在家庭教育中反映出来。

教师个案跟踪家庭教育指导能使教师对家教疑难问题进行连续指导，能够明显提升家庭教育的实效，并不断积累资料、总结经验、科学研究，不断创新家庭教育指导，不断提升自己家庭教育指导水准。

四、相关知识

1. 语言发展迟缓

语言发展迟缓包括接受性语言发展迟缓、表达性语言发展迟缓，是一种由于大脑发育原因而造成的语言发展滞后，即与同年龄、同性别的正常孩子相比较，某些孩子的语言发展出现了显著的迟缓现象。患有接受性语言发展迟缓的儿童，1岁半还不能理解简单的言语指令。他们能够对环境中的声音做出相应的反应，而对有意义的语言毫无反应。而患有表达性语言发展迟缓的儿童，在1岁半时能理解简单的言语指令，根据言语指令做出相应的反应，在学习说话的时候能发出一些语音，但是常不能很好地组词，学了新词就忘了旧词，因此词汇十分匮乏，语句生涩难懂，尤其是学习语言的速度比一般儿童慢得多。

语言发展迟缓儿童虽然已经到了一定的年龄，仍不能听懂和表达语言。父母这样叙述孩子的表现：要么完全不说话，要么说出的词句数量极少；任何时候说出的话都没有连贯性；很少回答他人提出的问题；婴幼儿时期语言很多，但发音不清楚；父母说的话好像听不明白等。

2. 处理好教师与家长的关系

家长和教师是影响孩子成长的两个关键人物，教师与家长建立平等信任的合作关系尤为重要。一是尊重家长，调动家长教育的自觉性、主动性；二是建立家长联系制度，保证教师和家长的沟通在平等、尊重的基础上进行，确保家庭教育与学校教育的有效配合；三是建立家校共育平台，通过家校共育平台实现互动交流、即时交流。

3. 指导帮助家长了解并理解孩子

让家长了解孩子不同年龄段的特征，孩子养育的关键期等问题。帮助家长了解孩子的一般共性，传授一些婴幼儿发展心理、卫生保健等知识，家长们才能正确对待孩子们0~3岁时出现的问题，从而以正确教育方式去对待他们。

让我们每一个托育园老师都能适时地指导家长根据婴幼儿身心发展规律和个体差异，在科学养育的基础上，给予孩子充分的爱、适宜的关注和及时的响应，从日常生活出发，逐步培养儿童的好思想、好品行、好习惯，帮助儿童扣好人生第一粒扣子。

培训与指导

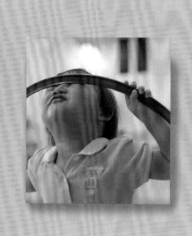

如果能像对待亲密好友那样，真心倾听孩子说话，我们就能从他们的敏感和智慧里学到很多。

——《孩子：挑战》

单元一　家庭培训计划的编制

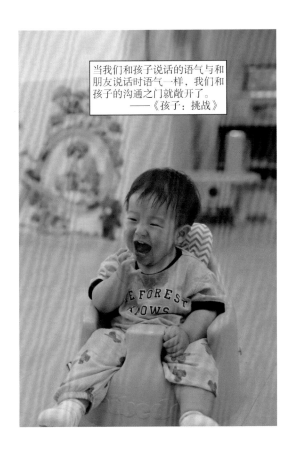

当我们和孩子说话的语气与和朋友说话时语气一样，我们和孩子的沟通之门就敞开了。
——《孩子：挑战》

任务一　托幼衔接教育

0~3 岁婴幼儿家庭之所以将孩子送到托育园，一方面是家长要工作、孩子要同伴，另一方面也是家长陪伴成长的需要。因此，托育园要能够为家庭提供有针对性的培训，有助于建立家园亲密的伙伴关系，促使家长重视保育师的专业度，帮助家庭成员掌握觉察以及理解孩子的方法与技能。这项培训任务通常由高级保育师及以上等级人员来组织完成。

当家长尝试读懂孩子、主动参与科学育儿学习时，婴幼儿的发展就有了合力，就能够更好地体现出托育的社会价值。同时，这也反促保育师的专业成长。

2~3 岁婴幼儿的父母更关注孩子升入幼儿园的适应性问题，而且产生了焦虑，提前介入帮助家庭做好托幼衔接准备很有必要。

一、情境案例

为了能够使托班宝贝顺利进入小班，教师团队携手与家长共同协助。旺旺妈妈和张老师说，旺旺在托育园的情况还不错，但是在家里的表现却有很大不同，比如不愿意自己吃饭，也不愿意收拾玩具。旺旺妈妈说，他们是三代同堂的大家庭，大人们的想法也不是很统一，妈妈期待老师们给一些建议。

二、问题呈现

（1）托幼衔接教育一般包括哪些内容？

（2）家庭托幼衔接从哪里入手？

三、问题解决

问题 1：托幼衔接教育一般包括哪些内容？（见表 2-6-1）

表 2-6-1　托幼衔接教育内容

领域	内容
生活领域	生活自理（进餐、如厕、入睡等）
	管理个人物品（整理、收纳）
学习领域	六大领域的适应性发展（情绪情感、大运动、精细动作、语言、认知、社交）
	辅助性游戏与环境建设
心理发展	成人的心理统一与支持
	和年龄适宜的新环境适应
	应对分离焦虑

问题 2：家庭托幼衔接从哪里入手？

（1）汇总目标孩子的发展水平（以旺旺为例）。

（2）了解家长的教育观念、教育态度和教育行为，进行问题分析与聚焦。

（3）确定重点讨论的内容"自我意识与自理能力"，制定家庭培训方案。

（4）组织一次家长、教育者会议，可以安排在托育园某个宽松场所，参与人员除了父母长辈还有托育园专业人员。

（5）以圈谈方式进行，达成以下目标——家庭成员理念上一致，确定父母为主要教育者；谨慎说"不"，学习鼓励宝贝的方法；设计一个独特的接送仪式，家园互通强化 21 天习惯养成。

任务二　有效回应婴幼儿的信号

在带班过程中，有时候会出现一连串棘手的事情，老师忙着处理事情而容易忽视婴幼儿的情绪，结果引发更大的哭闹；有时候又会在婴幼儿专注玩耍中，进行关心和指导，自己内心感受不到教育的价值；还有的时候对不同月龄、不同性别婴幼儿做出同样的行为判断和要求，却发现问题多多。

您是否有过这样的情境？如何做到有效回应？

一、情境案例

老师在陪着心心玩球的过程中，开始是有语言和行为互动的，很开心！突然发现边上有个宝贝尿裤子了，就立马去给孩子换裤子，心心无聊就第一次拉了拉老师的衣服（心心语言发展得不太好）示意一起玩球，老师忽略了心心。之后，心心追随着老师，拉了两次老师衣服，老师也没有重视和注意到心心的不开心。就说一句："心心等一下。"心心再次去拉老师的衣服，看老师没有回应，心心就大哭起来。老师才意识到自己忽略了心心，赶紧回去抱了抱他，并和他解释了刚才为什么会离开。

二、问题呈现

能否兼顾两个孩子的需求？

三、问题解决

（1）当婴幼儿发出求助信号的时候，了解其需求，分清是心理的还是行为的，给予情绪安抚或给予行动支持。

（2）参考同伴们的讨论。同伴支招，让大家共同进步。

A 老师：接电话前先跟心心说："请稍等老师一下，老师去给小朋友换裤子，很快就过来，如果你想我了转身就能看到我哦，我就在旁边。"心心同意后老师再离开，这样孩子就会有所期待，也不会觉得老师突然间就不关注他了。

B 老师：心心第一次拉老师衣角寻求关注时，老师没有及时发现信号，没等心心回答就离开了，没有及时捕捉到心心要老师陪着一起玩的想法。老师可以问下心心"是不是想要老师陪着继续玩"，这样心心被理解了，就不会有情绪。

C 老师：最关键的一点就是老师没有敏锐地察觉到心心情绪的变化，顾此失彼了。低龄幼儿，用语言表达情绪的能力有限。老师根据当时的实际情况的确需要先处理别的小朋友尿裤子的问题，但心心刚才和老师玩球突然被中断，老师没有清晰地告知他原因，一连三次抓老师裤子的动作就是他一个很明显的需求点。老师没有发现心心情绪的变化才发生后面情绪爆发哭鼻子的事，应先处理情绪再处理问题。

（3）组织保育师培训。以"宝宝的信号，你发现了吗"为主题，可以组织全体保育师研训；向老师们征集相关案例，无论成功与失败，都具有研讨价值；案例现场展示方式多样，可以是文字记录、视频演示、现场角色扮演等，真实再现情境；通过讨论和专家点评提升，获得专业成长。

单元二　机构日常工作的指导

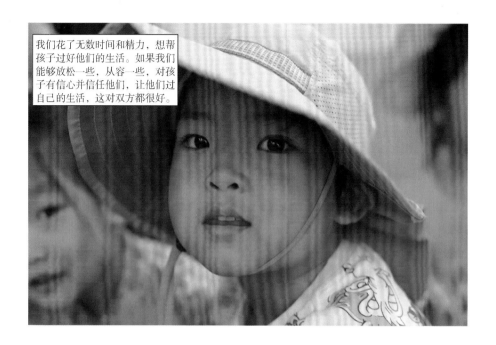

我们花了无数时间和精力，想帮孩子过好他们的生活。如果我们能够放松一些，从容一些，对孩子有信心并信任他们，让他们过自己的生活，这对双方都很好。

任务一　主题设计的教研活动

托育机构不是封闭的养育场所，而是与家庭、社区、幼儿园产生有效链接的指导中心。优质的托育机构，不仅能让保育师不断进步，也会让关联方互惠互利。婴幼儿3岁前应尽可能地自由探索和温暖互动，这样可以为3~6岁时的规律性发展打好基础，犹如充分爬行是为独自站立做准备，维护好奇心是为积累成长经验做准备。

随着月龄增长，2~3岁幼儿开始了探究自我以外的世界，对周围的人、花草、小动物有了兴趣，可以尝试开展托班主题活动了。保育师需要组织相关教研活动，共同讨论策划，陪伴幼儿探究某个主题的阶段，共同成长。

一、情境案例

春天来了，托育园里的迎春花开了，小山坡像一个绿绿的馒头，小风车在春风里快乐地打转，小王老师很早就到了园所，一边唱着"春天在哪里？"一边给花儿浇水。

这时候，班里第一个孩子来了，小王老师说："兜兜早上好啊。"兜兜大声说："王老师，我听到很多鸟在唱歌呢！"

园长刚好路过，笑眯眯地对小王老师说："春天真美好。小王老师，你们可以尝试做一个自己班里的主题活动噢。"小王老师说："好呀，但有些环节不是很清楚，可以组织一些培训吗？"

二、问题呈现

（1）园所开展主题活动设计的教研应该包括哪些主要内容？

（2）在教研活动开展前，可以怎样组织开场活动？

三、问题解决

问题1：园所开展主题活动设计的教研应该包括哪些主要内容？

（1）阐明主题的来源，明确与幼儿生活相关，是近期幼儿感兴趣的话题。

（2）制定主题的目标（对应到婴幼儿的发展领域）。

（3）选取符合目标的内容，是熟悉的能产生情感链接的事物。

（4）确定相应的方法，运用五感进行体验，并能与之充分互动。

（5）考虑主题结束后的评价，留下温暖的感受和美好的记忆。

问题2：在教研活动开展前，可以怎样组织开场活动？

开场起到集中注意、强调主题、活跃气氛等作用；同时，还可以同时将培训分组等工作在这个环节完成，根据培训对象的具体情况可以采用不同的方式。

比如强调主题，可以采用连续提问的方式："各位老师大家好，今天我们相聚在这里，是来共同讨论主题活动的设计与实施，是为了让托育园的课程能更好地促进孩子们的全面发展。那么，主题如何选定？如何平衡不同发展领域的时间与比重？如何整合社区、园所、家庭的资源？在实施中根据婴幼儿的情况如何做调整？让我们在这次培训中，一一学习，一一落实！"

活跃气氛时可以将培训人员分组，比如采用游戏的方式：小王老师的班里已经开始了春天的主题探索，小王老师说她想用春天的色彩来串联起活动，现在请小王老师来谈谈她的初步想法。小王老师谈想法，然后邀请大家分组讨论不同色彩的春天。

小王老师事先准备好一把彩纸条（满足培训分组预设）尾巴，和大家玩揪尾巴的游戏。揪到相同颜色的人组成一个讨论组。

四、相关知识

主题活动：

主题活动是当前托育园和幼儿园一种主要的课程模式，它通常围绕一个主题，追随幼儿的生活和经验，通过师生共同建构，生成一系列活动，共同探求新知。（庄春梅.主题活动课程资源开发的实践路径和策略［J］.学前教育研究，2009（2）：61-64.）

任务二 社区适龄儿童的信息调研

社区，是若干社会群体或社会组织聚集在某一个领域里所形成的一个生活上相互关联的大集体，是社会有机体最基本的内容，是宏观社会的缩影。社区是具有某种互动关系的和共同文化维系力的共同体及其活动环境。托育园要融入社区，成为婴幼儿以及家庭获得发展资源、养成规律生活的教育场所，同时，也是托育园先进理念进社区的友好渠道。

一、情境案例

乐乐托育园准备在春江开新园，王老师和李老师进行社区适龄儿童的调研（部分情况见表2-6-2），这样的信息对于活动组织有哪些用处？

表2-6-2 适龄儿童调研情况

宝宝姓名	家长手机	性别	出生年月	月龄	家庭地址	活动需求
王××	137××××	男	2018.4	14	×区×单元×号	希望体验活动
赵×	136××××	男	2018.5	15	×区×单元×号	送托
周×	187××××	男	2018.1	14	×区×单元×号	体验活动
龚××	136××××	男	2018.8	24	×区×单元×号	送托
李×	159××××	男	2018.9	11	×区×单元×号	想体验早教课
……	……	……	……	……	……	……

二、问题呈现

（1）获得社区适龄入托儿童的有效数据，怎样做比较合适？

（2）根据调研信息，可以尝试进行什么样的活动设计？

三、问题解决

问题1：获得社区适龄入托儿童的有效数据，怎样做比较合适？

（1）设计调研信息点，确定工具表。

（2）联系社区，沟通可否开展相关活动，获得许可后投放一些广告。

（3）联系相关社区机构，看能否获得适龄婴幼儿的基本家庭信息。

（4）在许可范围内开展节日亲子活动，组织调研表登记。

问题2：根据调研信息，可以尝试进行什么样的活动设计？

根据调研信息，需要分为两类，一类是倾向于亲子活动的，一类是倾向于入托活动的。为了进一步确定需求，可以组织现场亲子分享活动，进行双方的确认。

表2-6-3是进社区活动的安排表示例。

表2-6-3 进社区活动的安排表示例

序号	时间	环节	流程	任务及目标
1	18:30	准备	布置场地	安全，环境、人员到位
2	18:30—18:45	邀约组	现场确认邀约对象	建立家长社群
3	18:45—19:00	活动现场洽谈组	现场登记或扫码加微信，为12~18月龄的儿童贴上小熊贴纸	分组并运用贴纸等确认互动基础
4	19:00—19:15	活动前互动	热身（伴奏音乐：快乐的小鱼）	

序号	时间	环节	流程	任务及目标
5	19:15—19:30	活动中	彩虹大丝巾	给参与活动的宝宝和家长良好的情绪体验
6	19:30	活动结束	1. 表扬小朋友通过自己的努力帮助美人鱼解决问题。 2. 强调互动，让小朋友结识了老师和新的小伙伴。 3. 发放礼物	总结，强调重点
7	19:30—20:00	撤场	整理	维护家长社群，做好后续服务
8	后续	复盘	总结本次活动，设计下一次活动	总结组织细节及改进

任务三　建立婴幼儿活动室的规则意识

创造并思考一个积极的活动室环境，并且能直接反映婴幼儿身体、智力、情感、社会、文化背景和所处阶段的发展需要，通过环境设置，让他们有良好的自我感觉，学会控制自己，变得更加独立。活动室潜在的规则，也会让保育师轻松愉悦，更能形成积极温暖的师幼关系。

一、情境案例

托育园开业了，一切都是新的，新招聘的保育师中，有些是幼儿园转岗的，遇到了难题："带惯了大龄幼儿，对托班低龄婴幼儿束手无策，因为不听指令，集体教学专注时间很短，区域活动又常常走来走去，不能很好地完成任务。"老师们的困惑急需得到解决。

二、问题呈现

（1）如何为婴幼儿的自主行为创造条件？
（2）怎样设计活动区角的使用规则？

三、问题解决

问题 1：如何为婴幼儿的自主行为创造条件？

（1）人员条件设置。按照月龄配置标准的师幼比例；保育师对婴幼儿的发展阶段要有合理的期待；随时帮助婴幼儿处理情绪。

（2）打造活动室空间。提供单独的区域供婴幼儿玩耍和游戏；选定小龄幼儿换尿布的区域，并确保此处可以观察到整个活动室；观察和追踪婴幼儿的发展情况；确保给婴幼儿提供具有吸引力的游戏；有丰富足够的物品，避免冲突，满足婴幼儿个性化的需求。

（3）与婴幼儿建立信任关系。与婴幼儿建立关怀、互惠的关系；理解婴幼儿的部分行为虽然会令人不悦，但属于他们的发展特征；引导适龄婴幼儿认识同龄宝宝；谨慎地说"不"字；让婴幼儿知道你非常重视他们的积极行为。

问题2：怎样设计活动区角的使用规则？

（1）制定简单的规则。在室内慢走，奔跑请在室外；在室内低声说话，大声说话请在室外；待人友善，常说"谢谢"；整理工具材料，让玩具回"家"；妥善保管材料，分类有标识；让幼儿参与规则的制定，详细解释传达规则或轻声提醒；与同事合作，在实施规则时保持一致。

（2）整体规划活动室如图2-6-1所示。

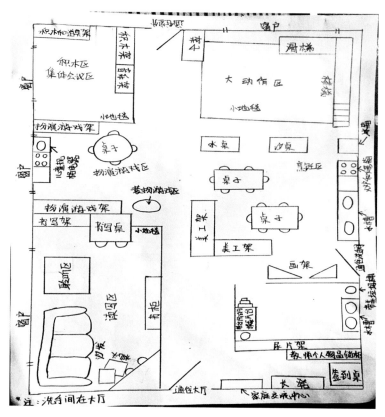

图 2-6-1　手绘婴幼儿活动室平面图示例

（3）设计幼儿教室的一日流程和周学习计划（见表2-6-4和表2-6-5）。

表 2-6-4　设计幼儿教室的一日流程和周学习计划

项目/时间	保教内容
早安分享　8:15—9:15	入园接待/互相问候/情绪加油站/自由活动/能量补充
早操　9:15—9:30	音乐律动/模仿操/综合运动游戏/过渡环节
学习中心　9:30—10:30	区角游戏/圈谈时间/集体活动/个别指导

项目/时间	保教内容
大肌肉运动　10:30—11:30	感统训练/攀爬活动/体育游戏/户外运动
家庭式用餐　11:30—12:30	餐前礼仪/午餐/生活习惯养成
午休　12:30—14:00	睡前仪式/温情陪伴/如厕照料/音乐唤醒
点心时光　14:00—14:30	独立享用点心/生活习惯养成
户外游戏　14:30—15:00	球类游戏/垫子游戏/轮胎游戏/沙池游戏/过渡环节
学习中心　15:00—16:00	区角游戏/集体活动/个别指导
离园仪式　16:00—16:30	成长分享/自我整理/玩具回家/道别

表 2-6-5　幼儿周学习计划（18~24 个月）

	周一	周二	周三	周四	周五
集体会议	玩具时间	听故事	奥尔夫音乐	童谣儿歌	玩具时间
学习中心	感统练习	趣味涂鸦	小肌肉活动	绘本故事	奥尔夫音乐
小组活动	玩具时间/区角游戏	区角游戏	区角游戏	区角游戏	玩具时间/区角游戏
户外活动时间	骑自行车	球类游戏	手推车	彩虹伞游戏	投掷游戏
过渡期	手指游戏	童谣儿歌	奥尔夫音乐	绘本阅读	自由游戏

四、相关知识

1. 活动区

世界著名的 HIGH/SCOPE 课程就是设置特定的活动环境（区域），通过幼儿的主动学习来获得他们发展所需要的核心经验的。（王春燕．共享区域：幼儿园区域活动的新视点 [J]．上海教育科研，2008（3）：81-83．）

2. 活动区材料

在区域活动中，材料是教育意图的物质载体，区域活动的最大特点是将教育目的隐性地体现在材料之中，也就是说在开展区域活动之前，所投放的材料应有目的性。（徐春丽．浅谈本土化区域活动材料的运用策略 [J]．考试周刊，2020（38）：11-12．）区域材料是幼儿自主探索和学习的枢纽，区域活动开展的目标、内容都涵盖在区域材料当中，区域材料的投放对于区域活动的发展及其质量起至关重要的作用。